AF586943

NOTICE

TOPOGRAPHIQUE ET MÉDICALE

SUR LES

EAUX MINÉRALES DE BAGNOLES

DE L'ORNE,

A L'USAGE DES MÉDECINS ET DES MALADES,

Par L. D., Pharmacien.

Une source minérale est un fonds précieux pour un pays pauvre.

(PATISSIER, *Man. des Eaux min.*)

Aux confins du Maine et de la Normandie, non loin du joli village de Tessé-la-Madeleine et de la route qui mène de Couterne à la Ferté-Macé, vers la moitié du trajet de l'un de ces points à l'autre, il existe un lieu remarquable à tous égards : c'est Bagnoles, le Baden normand, si justement renommé par les vertus curatives de ses eaux minérales chaudes, aussi douces que vivifiantes en même temps, comme par la beauté de son site, qui pourrait faire comparer aussi à la Suisse cette contrée de la Normandie.

« Dans le pli d'un vallon qui semble avoir été jadis creusé par les courants s'abritent quelques édifices dont la blancheur ressort sur le fond verdâtre qui les environne. Des deux côtés de l'étroite gorge, ayant au plus 150 mètres de largeur, de nombreux rochers se dressent menaçants : ici, voilés par des masses de feuillage, couronnés d'arbres verts ; là, dépouillés, arides et nus ; à leur pied coule une source abondante à laquelle, suivant toute apparence, les feux souterrains communiquent une douce chaleur avec de salutaires propriétés. Si ce n'est la fontaine de Jouvence, c'est au moins une de celles qui peuvent lui être comparées. Bagnoles, et ce nom vient apporter à ceux qui ont erré dans les campagnes de Naples un souvenir parfumé

1843

de la belle Italie, Bagnoles fut connu il y a bien long-temps, puis tomba dans l'oubli; un hasard fit retrouver sa source et la foule y revint. Elle y revint comme à une ancienne croyance qu'on retrouve avec bonheur, comme on revient à la chapelle d'un saint révéré dont une tourmente a renversé les murailles, mais dont le sanctuaire, don la vieille statue, sont restés.

» Il n'y avait rien alors qu'un marécage et une source au milieu; on s'y plongeait avec confiance, puis on allait dans la forêt voisine implorer saint Orther. On campait sous la tente, on couchait dans des cabanes de branchages. De nos jours on a voulu rendre les abords plus faciles, l'habitation plus commode. On a planté de belles allées de pins et défriché quelques arpents de terre sur la hauteur. Une longue avenue de peupliers conduit à l'établissement des bains, que domine une blanche chapelle surmontée de sa croix. La rivière de Vée, ou plutôt le torrent qui porte ce nom et arrose le parc, vient heurter, bien souvent avec fracas, ses ondes écumantes contre les blocs déroulés dans son lit. Que de fraîcheur sous ces ombrages! Et sur la colline, comme ces bruyères fleuries parent bien les rocs qui se dressent de toutes parts!

» A l'extrémité du vallon un étang réfléchit dans sa nappe à la fois sombre et limpide les arbres de la forêt d'Andaine, qui l'enclôt d'un côté. Alentour sont les ruines d'une vieille forge avec quelques maisonnettes; puis, à l'entrée du bois, une villa solitaire qui semble se cacher sous l'ombrage comme une existence qui cherche le calme et la paix. »

Parmi les rochers si remarquables dus au déchirement de la montagne à la suite de quelques secousses volcaniques anciennes, analogues à celles qui ont ailleurs donné naissance à la plupart des autres sources thermales, il en est quelques uns qui fixent particulièrement l'attention. Celui dit du Capucin, auquel se rattache une vieille légende accréditée dans le pays, est de ce nombre. Il se termine par deux pointes ou aiguilles distantes l'une de l'autre d'environ trois mètres au moins. Suivant la légende dont il vient d'être parlé, un religieux capucin, vieux, perclus et entièrement privé de l'usage de ses jambes, en apercevant pour la première fois ces deux pointes à son arrivée à Bagnoles, pour y chercher la santé, fit vœu de franchir d'un seul bond la distance qui les sépare s'il obtenait sa guérison, ce qu'il exécuta, dit la légende, peu de jours après.

C'est au pied de ces blocs gigantesques, suivant la tradition, que les habitants de la contrée affectés d'une maladie de la peau assez semblable à la lèpre, « s'étant aperçus qu'un cheval vieux, pous-

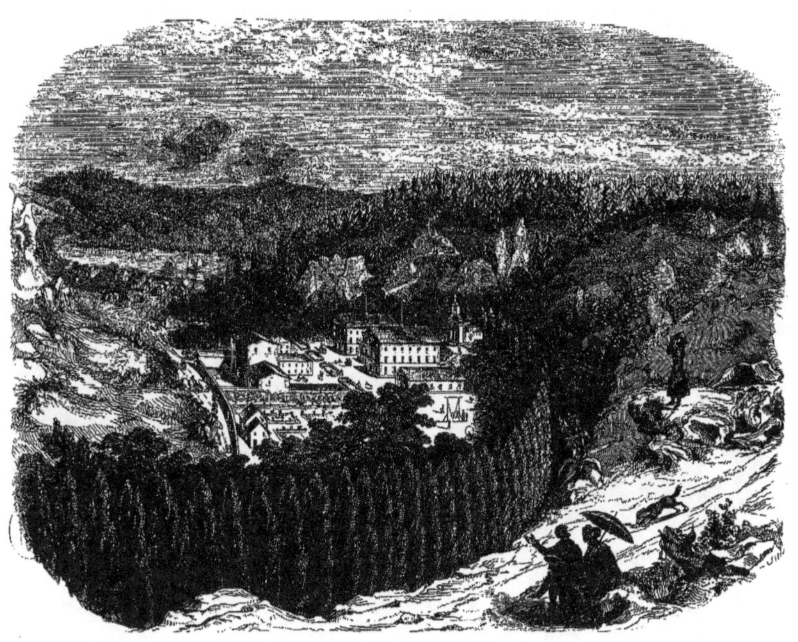

EAUX MINÉRALES DE FRANCE.

Établissement thermal de Bagnoles [illegible]

» sif et abandonné, avait recouvré la santé en se baignant dans les eaux
» chaudes qui sortaient des *verts marécages* situés aux pieds des *ro-*
» *ches noires*, se baignèrent à son imitation dans ces sources salutaires,
» et, accablés de gales affreuses qu'ils étaient auparavant, devinrent
» *sains* et *propres* comme on l'est en naissant; et le cheval, poussif
» outré, après avoir bu quelque temps de cette eau, se guérit si par-
» faitement, qu'il fit l'admiration de ceux qui l'avaient vu hors d'état
» de servir. »

Quelque merveilleuse, ou fabuleuse même si l'on veut, que doive paraître l'origine de la découverte des propriétés de ces sources thermales, qui, à en juger du moins par le nom donné à ce lieu, doit remonter à une assez haute antiquité, toujours au moins paraît-il certain que, dès avant le dix-septième siècle, leurs eaux étaient déjà en grande réputation, puisqu'à une époque assez éloignée de la nôtre, M. Elie de Cérny, qui, suivant M. Isidore Bourdon, prenait le titre pompeux de gouverneur de Bagnoles, fut, à ce qu'il paraît, annobli à l'occasion de sa gestion. L'établissement thermal a, depuis lors, reçu encore de grandes et importantes augmentations qui lui ont fait prendre le rang honorable qu'il occupe maintenant parmi les Eaux connues et justement célèbres.

Outre les améliorations nombreuses déjà obtenues et celles encore projetées par le propriétaire actuel, pharmacien de l'Ecole de Paris et membre correspondant de plusieurs sociétés savantes, Bagnoles possède de plus, dès à présent, tout ce qui peut être considéré comme d'utilité ou même d'agrément. On y trouve une chapelle avec chapelain pour la desservir, médecin et pharmacie; des appartements commodes et bien meublés, salon de lecture et de réunion, journaux, billard, musique et instruments de difficile transport, comme piano et autres; salle de danse, tir au pistolet, etc. La chasse est facile et abondante, tant dans le parc dépendant du domaine que dans les environs. La pêche est permise aux baigneurs pensionnaires de l'établissement dans une magnifique pièce d'eau qui ferme la vallée au nord, et porte chaloupe à la voile et à la rame. Enfin des amusements en tous genres s'y rencontrent. M. Isidore Bourdon a dit avec raison, à cet égard, qu'il est peu de lieux où l'on se récrée mieux et où les plaisirs soient plus variés qu'à Bagnoles. On peut voir au surplus ce qu'a écrit à ce sujet ce savant et spirituel observateur dans la 7e livraison du *Dictionnaire de la Conversation et de la Lecture*, ainsi que son opinion sur les propriétés particulières de ces eaux, pag. 71 et suiv.

Des chevaux de selle convenablement équipés, ainsi que des voitures commodes, pour courses, promenades et excursions dans le voisinage, se trouvent à Bagnoles. Enfin le propriétaire s'est efforcé et continuera de chercher à tout prévoir pour que chacun puisse y jouir des charmes et plaisirs d'une réunion distinguée, comme de ceux que peuvent en même temps procurer le calme et l'indépendance du chez soi. Les baigneurs trouvent dans cet établissement tout ce qui peut être utile à la vie, et sont libres de manger soit dans leurs appartements, soit à diverses tables servies à des heures et à des prix variés, suivant la position, les besoins et les moyens de chaque personne, de manière à ce que le séjour de Bagnoles ne soit pas plus onéreux que partout ailleurs, bien que ne le cédant en rien aux autres établissements du même genre sous le rapport des commodités et de l'agrément, tout s'y trouvant proportionné aux besoins comme aux exigences mêmes de chacun.

Dans la vue de se rendre également utile aux classes moins aisées de la société, le propriétaire tiendra sur le pied d'une maison de santé une partie séparée de l'établissement, avec baignoires, douches et piscines particulières, où l'on pourra se faire admettre par lui à des conditions peu onéreuses. Les diverses administrations des villes, hospices, bureaux de bienfaisance limitrophes, les personnes charitables même pourront donc au besoin y faire entrer dorénavant à peu de frais les malades indigents auxquels l'usage des eaux serait recommandé. L'efficacité de l'eau de Bagnoles en boisson dans certaines maladies chroniques contre lesquelles les secours de la médecine sont trop souvent impuissants, telles que gastralgies, phlegmasies anciennes internes et externes, les cas d'affaiblissements des organes, la chlorose, les pâles couleurs, les pertes, l'hydropisie, les maladies de peau, les obstructions des viscères, l'asthme nerveux, les catarrhes pulmonaires anciens, les rhumatismes chroniques et goutteux, ayant été reconnue et constatée par d'habiles médecins, qui les ont expérimentées, comme les docteurs Lieutaud, médecin du roi, Macquart, etc., dans le siècle précédent, et, dans le nôtre, Alibert, Piette, MM. Pâtissier, Isidore Bourdon, etc. Des dépôts ont été ou vont être établis tant dans la capitale que dans les villes principales. La captation du liquide s'exécute au milieu des sources à l'aide d'un appareil pneumatique analogue à celui employé aux Eaux-Bonnes, dans le but de faire arriver l'eau dans les vases sans aucune déperdition de gaz, qu'un mode particulier de bouchage conserve sans altération.

Dans une partie de l'établissement, les salles de bains de chaque sexe ont leur vestibule particulier, et la salle de chaque baignoire a son couloir et sa garde-robe; l'eau arrive aux bains particuliers et aux diverses espèces de douches latérales, ascendantes et autres, par des cols-de-cygne et robinets. Les douches se donnent à différentes forces et à des températures variées, parce que la chaleur artificielle peut être communiquée à l'eau minérale sans nuire à ses qualités essentielles et sans l'empêcher de rester douce et onctueuse. Plusieurs bassins et baignoires se trouvent placés au dessous du niveau des sources, et l'on peut s'y baigner à l'eau courante. Il doit aussi y être prochainement établi des étuves pour bains et douches de vapeur.

Quant aux logements, ils se composent, comme nous l'avons déjà dit, d'appartements confortables meublés plus ou moins richement; et de plus on trouve éparses dans le parc dépendant de l'établissement quelques jolies habitations isolées, également meublées de manière à pouvoir servir de résidences d'été, d'où l'on jouit de ravissants points de vue, de promenades délicieuses, et autour desquelles règne un air pur et embaumé des plus favorables au rétablissement de la santé. Ces habitations peuvent être prises au mois ou à la semaine, et louées prêtes à être occupées.

Dans les environs, beaucoup de localités offrent de l'intérêt à la curiosité, et servent de but de promenade. Ainsi l'on peut aller visiter Domfront, et les débris pittoresques de ses fortifications, illustrées par l'intrépide défense du malheureux Montgommery; Rânes et sa tour crénelée, Carrouges et son château, historiques souvenirs; Lassay, avec son antique donjon datant du neuvième ou dixième siècle; tous monuments des plus remarquables, très bien conservés et échappés jusqu'ici à la sape des démolisseurs, grâce à la protection de leurs possesseurs; la tour de Bon-Vouloir, autre vestige curieux du moyen âge et des temps chevaleresques, encore debout au bord de la forêt; puis la Bermondière, où vécut Réaumur; le joli château de Couterne; et enfin Saint-Orther, lieu de pieux pèlerinages aux naïves et bizarres croyances.

Sous le rapport de la situation, aucun établissement du même genre ne peut disputer l'avantage à Bagnoles, et peu d'eaux thermales sont aussi favorablement situées : car, placées vers la partie centrale de l'ouest de la France, et seules à proximité des anciennes provinces de Bretagne, du Maine, de l'Anjou, du Perche, de la Beauce, elles se trouvent peu éloignées des côtes ainsi que de la capitale elle-même et de plusieurs autres grandes villes, telles que Rouen, Caen, Rennes, Angers, Laval et le Mans, dans le voisinage de belles routes départementales, dont l'une, encore en cours d'exécution, passe au bout du parc, ce qui rend très faciles les communications avec l'établissement, bien accessible aux voitures de toute espèce. Bagnoles, enfin, sans être, comme l'observe M. Isid. Bourdon, trop loin des amis ni trop près des importuns, se trouve à une distance telle, qu'on peut y éprouver les bienfaits du changement d'air et de pays sans avoir à subir la fatigue et l'ennui d'un long voyage, ainsi que les soucis d'un trop grand éloignement de chez soi. C'est un avantage immense que possède cet établissement sur les principales sources thermales, presque toutes reculées aux extrémités du royaume, avantage d'autant plus grand qu'il y réunit la possession d'eaux minérales dont les vertus curatives sont tout aussi réelles et aussi bien prouvées qu'ailleurs.

Quant à la beauté des sites et de cet aspect pittoresque dont la nature s'est plu à favoriser les lieux d'où jaillissent les sources chaudes, Bagnoles n'a rien à envier aux plus célèbres : car, ainsi qu'on l'a dit avec raison, comparables à ceux de la Suisse, dont ils paraissent être une fidèle miniature, ils charment les regards de tous côtés. Ici, l'aspect des ruines d'une antique chapelle que recouvre le lierre avec celles d'une partie des restes d'une ancienne forge; là, un beau lac aux eaux limpides et tranquilles, encadré d'un côté par la forêt, et de l'autre par quelques habitations, dont l'une, remarquable par son élégante simplicité, est occupée, avec le romantique domaine qui l'entoure, par un poétique émule de l'un de nos plus célèbres écrivains pseudonymes. Au surplus, nous croyons pouvoir emprunter sur la topographie de Bagnoles la description qu'en a donnée une plume exercée et plus compétente que la nôtre, celle de M. le docteur Boin, chevalier de la Légion-d'Honneur, membre de la chambre des députés et ancien inspecteur général des eaux minérales du royaume, qui, après avoir vu et visité toutes les sources remarquables qu'il était chargé d'inspecter par une mission spéciale du gouvernement, s'exprime ainsi sur Bagnoles dans son rapport officiel :

« Au pied d'immenses rochers tranchés et culbutés, dans une jolie vallée, auprès d'un petit hameau auquel elle a donné son » nom, jaillit la *source chaude* des eaux minérales de Bagnoles de » l'Orne. Au moment où elle s'échappe de la base de la montagne, » la source entre dans une gorge formée par l'écartement de deux » énormes rochers qui se prolongent parallèlement. Au fond de » cette étroite vallée coule, sur un lit de cailloux et à travers des » quartiers de roc vif, la petite rivière de Vée. Arrêtée jadis, à son » entrée dans le ravin, pour les besoins d'une fonderie établie au

» hameau, elle y forme un lac assez étendu dont la vue est déli» cieuse. De là, poursuivant son cours au devant de l'établissement » thermal, où elle reçoit le trop-plein des réservoirs et des baignoi» res, elle longe la base de la côte, sur laquelle elle découpe plu» sieurs îlots, arrose en s'éloignant une multitude de prairies, et » finit par se jeter dans la Mayenne à Couterne. Les rives de la Vée, » revêtues d'appui, sablées et plantées, offrent des promenades » d'autant plus agréables, qu'elles contrastent fortement avec l'as» pect imposant et sauvage des hautes roches qui bornent l'horizon » au nord et au sud. Le bloc immense situé au devant de l'établisse» ment thermal s'élève brusquement à une hauteur prodigieuse » sous la forme assez régulière d'une montagne aride et nue. Son » abaissement graduel vers le sud offre la perspective d'une campa» gne riche et bien cultivée à l'observateur placé à l'opposite sur » le rocher septentrional. Celui-ci est coupé à pic; il ferme l'enclos » de l'établissement, comme un mur en ruine dont les matériaux, » poussés hors de leur aplomb, menaceraient d'un éboulement.

» A la vue des matériaux qui composent ces masses, et de leurs » situations respectives, il est impossible de mettre en doute que » cette contrée ait été jadis tourmentée par des secousses volcaniques. » Ici, des quartiers de roc vif, de granit, des morceaux de quartz, » de schorl, jetés confusément; là, des bancs de roche rangés » parallèlement comme les assises d'une vieille construction; plus » loin, des lignes verticales coupant celles de ces assises; au delà, » des coulées imprimant à ces bancs des ondulations prononcées.

» Une foule d'effets pittoresques naissent de la conformation de » ces rochers : les uns s'élancent comme des pyramides déliées; » d'autres forment des môles en terrasses; d'autres figurent des » grottes appuyées sur des supports disproportionnés et menaçants. » Dans le bas, on a dessiné des jardins dans les deux genres; sur » les versants des coteaux sont tracés des allées tortueuses, des sen» tiers mystérieux, plantés d'arbres verts qui ont réussi à merveille. » En suivant ces promenades délicieuses, on découvre à chaque pas » des points de vue ravissants, et quand on arrive au point culmi» nant du plateau, on y trouve un belvédère élégant d'où l'œil em» brasse un horizon parfait à trente lieues de diamètre.

» Considéré sous le rapport de la construction et de la destination, » l'établissement thermal de Bagnoles est *bien exécuté....* La capta» tion et la conduite des eaux, la forme et la disposition des appar» tements à bains, des *baignoires*, des *douches* et des *logements*, » peuvent être proposés comme *modèles en ce genre de construction.*»

Outre ces grandes beautés de la nature, les bains, entourés, comme il vient d'être dit, de jardins à l'anglaise et de riants bosquets, placés près des rives de la Vée, offrent des promenades d'autant plus agréables, qu'elles contrastent avantageusement avec l'aspect imposant et sévère des hautes roches qui bornent l'horizon sur plusieurs points. L'espèce de torrent qui coule à peu de distance de la source et des bâtiments entraîne dans son cours rapide le trop-plein des baignoires, maintient une admirable propreté dans l'établissement, disposition heureuse qui concourt merveilleusement « à » conserver à l'air atmosphérique ce caractère de pureté remar- » quable qui fait de ce joli séjour l'asyle le plus propice au réta- » blissement des santés délicates et affaiblies. En sorte que, a dit un » écrivain à ce sujet, lors même qu'il n'y aurait pas d'eaux miné- » rales en cet endroit, il suffirait presque de la beauté de ses points » de vue et de la salubrité de l'air qu'on y respire pour rappeler à » la vie la personne le plus près de la quitter. Cet avantage est dû » sans doute, comme l'a observé un des médecins inspecteurs, à » l'absence de tout marécage par suite de l'exacte distribution des » eaux et de la facilité de leur écoulement dans toute la contrée, où » les arbres forestiers existent dans de justes proportions et en har- » monie parfaite avec les diverses parcelles du sol arable, ainsi qu'à » l'heureuse inclinaison de cette partie de la Normandie qui s'ouvre » au vent de mer par l'abaissement de la côte d'Avranches, ce qui » contribue vraisemblablement à l'extrême salubrité dont jouit en » général le département de l'Orne, le second du royaume où la » moyenne de la vie présente le plus de durée et ou la mort *frappe » annuellement le moins d'individus*. Car, s'il est vrai, comme l'as- » surent quelques médecins, que les eaux minérales agissent autant » par la pureté de l'air et par la beauté du site que par les qualités » de la source, aucun établissement thermal ne peut le disputer à » celui de Bagnoles. Il est, en effet, difficile de se figurer une posi- » tion plus heureusement disposée par la nature et où l'art l'ait » mieux secondée. » On peut encore ajouter que les différents arbres résineux et arbustes odoriférants qu'on voit couronner agréablement la cime montueuse des coteaux qui dominent l'établissement thermal, ainsi que les herbes aromatiques, produisent une atmosphère éminemment balsamique et chaude, toujours si propice aux constitutions lymphatiques et mêmes scrofuleuses. On se sent comme électrisé dans cette région presque éthérée, où l'air pur et raréfié contribue, concurremment avec l'action des eaux à la suite de quelques promenades du matin, à exciter l'appétit, déterminer le mieux-être, le surcroît de forces, et enfin les changements favorables qui se manifestent si promptement dans les fonctions naturelles des nouveaux arrivés à Bagnoles, même chez les personnes valides, qui en ressentent aussi l'heureuse influence, par une propension particulière à la joie, ce qui surtout est favorable aux caractères mélancoliques.

A ces diverses considérations, déjà si puissantes par elles-mêmes, empruntées en grande partie aux divers écrits publiés sur Bagnoles, vient encore se joindre le résultat des analyses faites par le savant Vauquelin et autres, qui ont reconnu que les eaux de Bagnoles, dont la température est d'environ 26 degrés centigrades, sont composées, à la sortie des sources, de divers principes fixes de nature alcalino-saline, à base de soude, de chaux et de magnésie, de gaz divers, acides sulfhydrique, carbonique, et azote. Ils ont aussi constaté la présence en très notable quantité de cette matière végéto-animale, appelée glairine ou barégine, qui se rencontre dans toutes les sources héroïques, qu'elle caractérise, et que des travaux récents insérés dans le tome 1er, page 256, du *Congrès scientifique* tenu au Mans en 1839, tendent à devoir faire considérer comme participant à la fois, par sa composition chimique, de la nature du succin, et surtout de la gélatine. Enfin, de savantes et consciencieuses observations thérapeutiques dues à divers médecins célèbres qui en ont étudié l'action il résulte que leurs effets sont très remarquables dans un certain nombre d'affections morbides, telles que gastralgies et gastrites chroniques, névroses abdominales (gastro-entérites), hépatites, phlegmasies anciennes, internes et externes, aménorrhée, leucorrhée, et diverses autres affections se rapportant à la chlorose, aux pâles couleurs, aux accidents de certaines époques de la vie chez les femmes, dans les maladies et affections superficielles de la peau; les douleurs rhumatismales et ostéocopes, ayant leur siége dans les os, comme l'indique ce nom ; dans les névralgies sciatiques, les engorgements des articulations et ankyloses, les tumeurs blanches et engorgements scrofuleux, les vieilles blessures, l'asthme nerveux et les affections chroniques de l'appareil respiratoire, etc. Mais voici, au surplus, les opinions que nous avons trouvées émises sur les eaux de Bagnoles, et que nous allons reproduire ici textuellement, extraites des ouvrages où elles sont consignées.

« Les eaux de Bagnoles sont tièdes et sulfureuses ; on les met au
» nombre des apéritifs et des diurétiques; elles sont encore estimées
» toniques, quoique laxatives ou un peu purgatives. Ces propriétés
» les font recommander dans les cas de blessures qui ont intéressé
les nerfs, dans les engorgements des viscères, pour désobstruer

» les reins, ainsi que dans l'asthme et la phthisie. On boit, pour » l'ordinaire, depuis une livre jusqu'à six de ces eaux. On en use » beaucoup extérieurement, soit en bains, soit en douches; prises » de ces deux manières, elles sont fortifiantes; elles passent en » même temps pour résolutives; enfin elles possèdent à un haut de- » gré la vertu détersive et sont très propres à guérir la maladie pé- » diculaire. Ces eaux ont d'heureux succès dans le rachitis. Leur » usage convient dans le tremblement et la paralysie; rarement » manquent-elles de guérir la contraction des membres; enfin elles » contribuent puissamment à dissiper les maladies chroniques de la » peau. » (*Extrait de la* MATIÈRE MEDICALE, *par Lieutaud, docteur à la Faculté de Paris, premier médecin du roi. Paris*, 1781.)

« Les eaux de Bagnoles, petit bourg de la Basse-Normandie, sont » également claires et chaudes, ont l'odeur et le goût de foie de » soufre, sont onctueuses, dissolvent les substances savonneuses, » et offrent le 22e degré de chaleur du thermomètre de Réaumur. » Elles donnent, à l'évaporation, un résidu d'une matière jaunâtre » qui fournit un peu de sel alcalin et de terre absorbante. Ces eaux, » prises intérieurement, excitent la transpiration et donnent l'ap- » pétit; elles sont principalement recommandées contre la sécheresse » de poitrine, la toux, les catarrhes rebelles, l'enroûment chro- » nique, l'asthme tuberculeux, hors du paroxisme, les obstructions. » Comme elles sont un peu actives et stimulantes, on ne les boit » que depuis deux livres jusqu'à six; on peut les couper avec du » lait dans les affections spasmodiques, contre lesquelles on les em- » ploie avec succès. On y prend des bains très bons contre les affec- » tions nerveuses, les coliques de toute espèce, les maladies de la » vessie, les obstructions, les œdèmes, les entorses, les foulures, » les roideurs des muscles. » (*Extrait du* MANUEL SUR LES PROPRIÉTÉS DE L'EAU, *par Macquart. Paris*, 1783.)

« Bagnoles, hameau du département de l'Orne. Ses eaux avaient » autrefois de la célébrité, mais elles étaient tombées dans une sorte » d'oubli. M. Lemachois vient de les remettre en vogue par le bel » établissement qu'il y a formé; il en a rendu le séjour aussi agréa- » ble que salutaire.

» *Propriétés physiques.* — La température de ces eaux est chaude; » leur saveur est saline et comme acidulée; on leur trouve une » odeur hépatique; l'eau de la fontaine présente un bouillonnement » continuel.

» *Propriétés chimiques.* — Le gaz acide carbonique se dégage con- » stamment des eaux de Bagnoles; leur odeur, dont j'ai déjà fait

» mention, décèle la présence d'un principe sulfureux : on y reconnaît du muriate de soude, ainsi qu'une très petite portion de sulfate de chaux, de muriates calcaires et magnésiens. Le limon de la fontaine contient du fer et du soufre. Ce sont MM. Vauquelin et Thierry qui ont procédé à l'examen chimique de ces eaux.

» *Propriétés médicinales.* — On a administré ces eaux avec de grands avantages dans le traitement des rhumatismes et des maladies cutanées. Ces eaux se donnent aussi en boissons et s'administrent encore sous forme de bains et de douches. Eaux hydrosulfurées thermales, dégageant du gaz hydrogène sulfuré par les acides, sans précipité de soufre.» (*Extrait du* DICTIONNAIRE DES SCIENCES MÉDICALES, t. 9, *article* EAUX, *par Alibert*, p. 43, 1815.)

« M. Piette, qui depuis long-temps a observé l'action des eaux de Bagnoles sur un grand nombre de malades, les recommande dans les maladies cutanées rebelles ou invétérées, les rhumatismes chroniques, les affections goutteuses qui se fixent sur l'estomac et sur les intestins, les ulcères atoniques, les anciennes plaies d'armes à feu, les ankyloses. L'observation clinique apprend que ces eaux prises en boissons excitent les sueurs, produisent plus souvent la constipation que la diarrhée ; qu'elles n'augmentent pas la sécrétion urinaire ; qu'en bains, elles provoquent à la peau une éruption de petits boutons rouges et souvent accompagnés d'un prurit incommode, et qu'elles sont utiles dans les rhumatismes, les douleurs ostéocopes, les sciatiques, les engorgements articulaires, les ankyloses incomplètes, les plaies, les ulcères atoniques, quelques maladies de la peau, les engorgements scrofuleux des glandes du cou, les gastralgies, l'aménorrhée, etc. Elles sont nuisibles aux personnes atteintes d'hémoptysie.

» *Mode d'administration.* — Les eaux de Bagnoles sont prescrites en boisson, bains, douches et étuves. On les boit depuis deux ou trois verres jusqu'à un litre.» (*Extrait du* MANUEL DES EAUX MINÉRALES, *par Ph. Patissier*, 2 vol. in-8°, *Paris,* 1818, *et nouvelle édition*, 1er vol., 1837.)

« Les eaux de Bagnoles, dit M. Isidore Bourdon, ex-médecin-inspecteur de l'établissement, sont efficaces contre les maladies superficielles de la peau, et principalement encore contre les rhumatismes et les scrofules ; les douleurs réveillées d'anciennes blessures sont souvent guéries à Bagnoles, ainsi que les vieux ulcères, les flux chroniques, les hémorroïdes atoniques et les gonflements de jointures. Les jeunes filles pâles qui ont une santé incomplète plutôt qu'elles ne sont vraiment malades se trouvent ordinairement

» très bien des eaux et des bains de Bagnoles. On ne se borne pas à » se baigner dans ces eaux : on en boit aux repas, entre les repas, » tantôt pures, tantôt mélangées ; on reçoit aussi des douches. Quoi- » que peu irritantes en comparaison des eaux des Pyrénées et de celles » du Mont-d'Or, elles remuent le cœur, elles hâtent les battements » du pouls, déterminent souvent des éruptions, quelquefois des co- » liques, relâchent le corps des jeunes gens et constipent parfois les » vieillards. Elles agitent en général trop le cœur pour qu'on les pre- » scrive aux personnes faibles de la poitrine ; j'en défends aussi, dit- » il, l'usage aux vieillards apoplectiques, en qui je craindrais le re- » tour d'une attaque. Ces restrictions que l'expérience m'a suggérées, » e les crois aussi utiles au succès croissant de l'établissement de » Bagnoles qu'au bien-être des malades. Le siècle ne croit plus aux » panacées, et bien moins encore à ceux qui les préconisent. Il est » remarquable, au reste, combien ces eaux adoucissent et blanchis- » sent la peau. Toute femme de 50 ans, s'il en existe, doit faire un » voyage à Bagnoles.» (*Extrait de l'article* BAGNOLES *du* DICTIONNAIRE DE LA CONVERSATION, *septième livraison, par M. Isidore Bourdon, membre de l'Académie royale de médecine et de la commission des eaux minérales.*)

« Suivant le médecin-inspecteur des eaux de Bagnoles, il est évi- » dent, d'après l'analyse de Vauquelin et les règles posées par Ali- » bert, que les eaux de Bagnoles devraient être classées parmi les sour- » ces thermales de nature *saline-acidule-gazeuse*, et qu'elles présen- » tent tous les attributs d'une force moyenne. Elles conviennent donc » aux personnes qui ne peuvent supporter les fortes eaux de *Plom-* » *bières*, de *Bourbonne*, de *Louesche*, ni exécuter les longs et fati- » gants voyages des Pyrénées. Leur action est tonique, mais douce ; » leur usage cause rarement cette *poussée* qu'on remarque aux eaux » des Pyrénées ; elles occasionnent seulement une excitation qui » cause un sentiment de force et de bien-être sensible, remarqué par » tous les malades.

» Une série d'observations suivies depuis quarante ans a démontré » à nos prédécesseurs, dit-il, qu'elles sont très utiles dans la chlorose » ou pâles couleurs, dans les accidents de l'âge critique, dans les » maladies de peau *vésiculeuses, squammeuses* ou *papuleuses*, qui » ne sont pas trop invétérées ; dans les anciennes blessures, dans les » gastralgies, dans les névroses abdominales.

» M. Piette, qui en avait suivi l'emploi pendant de longues an- » nées, y avait grande confiance pour les cas de stérilité causée par » les états nerveux.

» Toutefois, leur efficacité la mieux constatée m'a paru se mon- » trer dans les rhumatismes chroniques, dans certains cas de para- » lysie sans disposition inflammatoire, dans les maladies chroniques » des articulations, et principalement dans celles qui reconnaissent » pour cause un principe scrofuleux ; j'ai vu presque constamment » les lymphatiques, et même les scrofuleux confirmés, se mieux » trouver pendant leur séjour à Bagnoles. Je ne serais pas éloigné » de croire qu'indépendamment de l'action des eaux, l'air éminem- » ment balsamique et chaud des coteaux de Bagnoles, entièrement » couverts d'arbres résineux et odoriférants, tapissés d'herbes aro- » matiques, ne contribuât à produire ce résultat : sous ce rapport, » Bagnoles le cède moins qu'on ne le pourrait croire aux eaux des » Pyrénées, où Bordeu obtint dans le dernier siècle des succès si » nombreux, que le souvenir ne s'en est point encore effacé. Je ne » saurais trop engager à tenir compte de cette propriété, qui est, à » mon avis, la mieux caractérisée de cette source thermale.

» Les eaux de Bagnoles jouissent encore d'une autre spécialité » qui m'a paru tout aussi justement établie : elles produisent d'ex- » cellents résultats dans toutes les variétés de ces affaiblissements » nerveux, de ces perturbations de même nature, si fréquentes » chez les personnes dont les travaux de cabinet ou *les fatigues » d'un autre genre* ont miné la santé ; ceci explique pourquoi elles » réussissent à merveille aux femmes, aux enfants et aux vieillards, qui » en retirent un accroissement de tonicité et de force véritablement » remarquable.

» Enfin la propriété singulière que possède éminemment l'eau » de Bagnoles de communiquer à l'organe cutané un sentiment de » douceur et de souplesse extraordinaire la fait vivement rechercher » des femmes, qui attachent quelque prix à cet avantage.

» Les eaux de Bagnoles s'administrent sous les deux formes : à » l'intérieur en boisson, et à l'extérieur en bains ou douches. On » trouve aussi à Bagnoles d'excellentes eaux *ferrugineuses* naturelles » qui proviennent de sources différentes : l'une, très chargée, vient » d'une fontaine récemment trouvée dans l'enclos de l'établisse- » ment ; l'autre de la fontaine de Courtomer, située dans la forêt » voisine. » (*Extrait d'une notice communiquée par le médecin-inspecteur dans le courant de mars et avril.*)

Après avoir énuméré et classé les affections morbides auxquelles peuvent convenir les eaux de Bagnoles, suivant les observations recueillies pendant un laps d'au moins huit années qu'il a été chargé de la direction du service de santé des bains militaires de Bagnoles, et ayant pu, chaque année, en étudier les effets sur au moins 150 malades que le gouvernement y a envoyés pendant long-temps, M. le docteur Poulain, chirurgien-major des armées, aujourd'hui chirurgien en chef de l'hôpital militaire de Lyon, qui, plus que personne, a été à même d'étudier ces eaux d'une manière toute spéciale et d'acquérir une longue expérience qui repose sur plusieurs centaines de faits, recueillis jour par jour avec la plus scrupuleuse fidélité, « reconnaît, » dit-il, aux eaux de Bagnoles une puissance médicatrice qui leur » appartient en propre, et qui, dans bien des cas désespérés, suffit » pour triompher du mal le plus invétéré, et qu'en général elles » n'ont fait de mal à personne, sous quelque forme qu'on les ait ad- » ministrées, excepté pourtant dans le catarrhe vésical et un petit » nombre d'autres maladies où leur usage paraît contre-indiqué, les » personnes qui en sont affectées les supportant assez difficilement; » avantages qu'elles ont sur beaucoup d'autres eaux; et, bien qu'elles » ne soient pas infaillibles dans tous les cas, elles consolent du moins » ceux qui en usent, lorsqu'elles ne les guérissent pas entièrement, » et arrêtent pendant quelque temps la marche des maladies chroni- » ques; judicieuse remarque, qui leur est applicable : car, quand » une eau minérale ne fait pas de mal, il est très rare qu'elle ne » fasse pas de bien.»

Enfin, M. Piette, docteur de la faculté de Montpellier, chevalier de la Légion-d'Honneur, membre correspondant de l'Académie royale de médecine de Paris, médecin des épidémies du département de la Mayenne, chargé pendant 57 ans du service de santé à Bagnoles, termine ainsi un certificat détaillé fourni par le médecin militaire, M. le docteur Lalanne, sur l'état, à l'entrée et à la sortie de chaque militaire traité à Bagnoles en 1825, et qui établit que la presque-totalité des soldats malades envoyés à Bagnoles cette année-là ont été soulagés et la plupart guéris. « Les observations de M. le docteur La- » lanne sont, dit-il, conformes à ce que l'expérience nous a démon- » tré; et à la nomenclature assez nombreuse des maladies qu'il dé- » signe comme pouvant être traitées avec succès par ces eaux on doit » en ajouter plusieurs qu'il n'a pas eu occasion d'observer sur les » militaires qu'il a traités. Je dois de plus, dit-il, déclarer aux hom- » mes qui exercent l'art de guérir que, d'après les observations fai- » tes à l'établissement civil, beaucoup de maladies particulières aux » femmes peuvent y être traitées avec le plus grand succès.»

Nous placerons en outre sous les yeux des lecteurs de cette notice l'exposé d'observations récentes recueillies par les médecins chargés du service de santé pendant les deux dernières années qui viennent de s'écouler, dans les différents genres de maladies qu'ils ont eu l'occasion de traiter par les eaux à l'établissement thermal. Les faits mentionnés ici nous semblent d'autant plus concluants et propres à convaincre, qu'ils ont tous été observés sur des sujets malades depuis long-temps, et ayant été soumis sans succès jusque là à diverses médications.

Ainsi M. le médecin-inspecteur, après avoir exposé d'une manière lucide et très détaillée, dans son rapport à M. le ministre du commerce pour l'Académie royale de médecine, les effets physiologiques de l'eau thermale de Bagnoles administrée extérieurement et intérieurement, s'exprime ainsi :

« Nous administrons, dit-il, constamment l'eau thermale en bains et en boisson. Quelques maladies la réclament surtout de cette dernière façon : les gastralgies et les maux de nerfs, par exemple. D'ailleurs, comme elle excite l'appétit d'une manière invariable, et comme la régularisation des fonctions digestives est la condition la plus heureuse pour la curation des affections chroniques, nous n'omettons pas, bien entendu, de profiter de cette heureuse propriété. A l'intérieur, la dose varie entre deux et quatre verres pris à la source même et entre les repas ; et, de plus, nous la donnons aux repas mêmes aux deux tiers des malades. Il existe à Bagnoles deux sources ferrugineuses très chargées qui nous ont été souvent d'un grand secours dans les affections dues à l'influence de la chlorose, affections si communes chez les femmes, ou à l'affaiblissement des principes constituants du sang.

» La vertu la mieux constatée des eaux de Bagnoles, la plus certaine, la plus efficace, nous a paru résider dans la propriété qu'elles ont de guérir ou de soulagerconsidérablement ces états particuliers et apyrectiques de l'estomac que naguère on qualifiait bien à tort de gastrites chroniques, et qu'on appelle aujourd'hui des gastralgies.

» En effet, toutes les fois qu'un malade présente un trouble des fonctions digestives consistant en défaut d'appétit, lenteur des digestions, inertie des intestins, borborygmes, constipations ou quelquefois diarrhée passagère, langueur et abattement général, sans soif et sans fièvre ; que cet état persiste depuis un temps assez long ; qu'il a été infructueusement traité ; qu'il reconnaît pour causes des affections morales; qu'il est indépendant de lésions organiques, quelle que soit d'ailleurs la série si bizarre des symptômes secondaires, on peut être presque assuré que le malade sera, sinon guéri, au moins considérablement soulagé par l'usage externe et interne des eaux de Bagnoles.

» Si nous osions invoquer des chiffres, nous dirions que les malades qui sont dans ce cas guérissent dans la proportion d'un tiers au moins, qu'un autre tiers est considérablement soulagé, et le dernier tiers l'est quelquefois peu ou point. Si l'on réfléchit que nous n'agissons dans cette circonstance que sur des sujets qui, après avoir essayé de tout, en sont venus à faire le désespoir de la médecine et des médecins, on trouvera ce résultat, je ne dirai pas satisfaisant, mais étonnant. Pour notre compte, nous qui avons vu et suivi les malades, nous en sommes encore à le comprendre, quand nous considérons et la ténacité habituelle de ces affections et la difficulté de leur guérison. Un médecin-accoucheur célèbre de Paris, M. Alexandre Lebreton, depuis vingt-sept ans envoie chaque année à Bagnoles plusieurs malades affectés de gastralgies; nous invoquons ici son expérience et son témoignage sur l'efficacité de nos eaux dans ces sortes de cas.

» Dans ces deux dernières années, nous avons traité à Bagnoles quinze malades affectés d'états gastralgiques caractérisés. Ces affections existaient depuis plusieurs années. Chez tous l'abattement et le découragement étaient considérables; tous produisaient de longues consultations faites par d'habiles médecins attestant l'inutilité et l'impuissance de l'art. Sur ces quinze malades, cinq ont obtenu une guérison qui ne s'est pas démentie jusqu'à ce jour (il est vrai que deux prenaient les eaux pour la deuxième fois), quatre un soulagement sensible, mais qui laisse quelques doutes sur la durée, ou qui paraît s'affaiblir avec le temps; deux sont partis sans nulle amélioration : l'un d'eux était en proie à la passion hypocondriaque (1).

Nous joindrons à ce rapport l'histoire détaillée de deux malades qui portera la conviction dans les esprits qui cherchent la vérité. Ces résultats sont conformes à ceux que nous ont appris les livres et les notes de nos prédécesseurs.

Cette action des eaux de Bagnoles sur les *états gastralgiques* est d'autant plus remarquable, qu'à ma connaissance il n'existe aucune source minérale possédant une spécialité à ce sujet. Les eaux de Vichy et d'autres jouissent bien, à la vérité, d'une réputation certes très méritée dans les affections gastriques; mais les praticiens savent que leur application s'adapte à une toute autre nuance de ces affections : dans celles, par exemple, qui sont caractérisées par une al-

(1) Cependant ce même malade est revenu cette année passer trois semaines à Bagnoles au commencement de la saison des eaux, et en est reparti exempt de tous les symptômes de tristesse qui l'année précédente caractérisaient sa maladie.

tération de sécrétion du foie ou de la muqueuse intestinale, c'est-à-dire dans les obstructions de l'ancienne médecine ; aussi avons-nous vu quelquefois des gastralgiques qui étaient allés à Vichy sur la foi commune de l'efficacité de ses eaux dans les affections d'estomac les quitter sans avoir pu les supporter, venir à Bagnoles tenter un essai, et s'en retourner considérablement soulagés sans pouvoir comprendre cette amélioration, parce que nos eaux leur semblaient beaucoup trop faibles. M. de P....., de Vire, l'un des baigneurs de ces deux dernières années, est tout à fait dans ce cas.

» Après les gastralgies, les affections qui nous ont paru le plus avantageusement modifiées par l'usage des eaux de Bagnoles sont les *maux de nerfs*.

»Les maux de nerfs embrassent une foule d'états si divers et si variés, qu'il est impossible de les renfermer dans une description. Mais les praticiens nous comprendront. Nous avons rarement vu à Bagnoles les nombreux malades atteints de ce genre de souffrance, qui réagit si déplorablement sur le moral, n'être pas soulagés par l'usage de nos eaux. Nous n'avons point la prétention d'obtenir sur-le-champ, dans ces cas, des guérisons complètes et définitives; la thérapeutique ne possède peut-être pas un seul agent capable d'un tel résultat. Mais n'est-ce pas déjà beaucoup que d'atténuer le mal, que de soulager le malade, au point de lui faire oublier ses tourments, surtout quand cette amélioration s'obtient par un moyen doux et inoffensif, qui vient en aide au malade après des années d'essais infructueux et de souffrances inutiles ?

»Nous signalons cette propriété dans les eaux de Bagnoles, parce qu'elle nous a paru évidente, parce qu'elle est certainement indépendante des circonstances accessoires et secondaires des eaux, parce que les faits qui l'attestent sont trop nombreux, et parce qu'ils ont été trop bien et trop unanimement observés par nous et par nos prédécesseurs, pour que nous puissions en douter et les méconnaître.— Dans les années 1841 et 1842, nous avons eu sous les yeux huit malades, dont six femmes et deux hommes, tourmentés d'affections vaporeuses ou névralgiques : tous, sans exception, ont été considérablement soulagés. Nous joindrons une observation qui servira sans doute à mettre en lumière cette propriété calmante des eaux de Bagnoles.

»Après les gastralgies et les maux de nerfs, je regarde les maladies suivantes comme étant celles qui sont le plus susceptibles d'être guéries ou soulagées par l'usage des eaux de Bagnoles. Leur efficacité m'a paru à peu près égale dans les cinq grandes espèces qui suivent :

1° Les maladies chroniques du système osseux et ligamenteux, comme ankyloses, contractures, gonflement des articulations, nécroses, caries, etc. Quand la cause scrofuleuse est pour quelque chose dans ces maladies, elle en rend la guérison plus probable. — 2° Les rhumatismes chroniques. La fièvre lente dont s'accompagnent certains de ces états n'est pas une contre-indication, au contraire. — 3° Les névralgies, surtout les sciatiques. — 4° Les engorgements ou tumeurs scrofuleuses. Bien entendu qu'il ne faut pas que la tumeur soit formée de matière scrofuleuse. — 5° Les affections cutanées de nature vésiculeuse, bulleuse, pustuleuse ou papuleuse. — Nous avons recueilli des exemples de guérison de catarrhes de vessie, de catarrhes pulmonaires chroniques et de plusieurs autres affections. Nous ne faisons nulle difficulté d'avouer que nous aurions besoin d'un plus grand nombre de faits pour nous former une idée arrêtée de l'efficacité des eaux de Bagnoles dans ces diverses affections. Nous possédons l'histoire de deux cas circonstanciés que nous a légués feu M. Piette, l'un de nos prédécesseurs, qui prouvent que ces eaux ont réussi dans la stérilité causée par excès de mobilité nerveuse. Quant aux rhumatismes, dont nous avons déjà parlé, on guérira quand on voudra à Bagnoles autant de malades que dans es eaux les plus renommées : car, dans ces cas, la manière dont les eaux sont données en fait absolument tout le mérite. Les médecins qui observent avec bonne foi et les malades intelligents en conviennent.

OBSERVATIONS INDIVIDUELLES.

Gastralgie. (*Guérison.*)

Madame L....., de Paris, où elle habite rue de B....., est âgée de 42 ans. Elle offre les caractères du tempérament nerveux. Cette malade appartient au haut commerce de la capitale. Elle aimait la vie de famille, et elle y avait trouvé tous les éléments de son bonheur, lorsqu'il y a six ans elle perdit d'abord son frère, puis deux ans après son mari, encore à la fleur de l'âge : l'un et l'autre emportés par des maladies violentes. Ces deux morts changèrent la situation de madame L...... Restée veuve avec deux enfants, elle fut obligée de se retirer des affaires, et dans ce nouvel état elle éprouva et ressentit vivement toute l'amertume de sa position. Les atteintes de sa douleur furent profondes et durables. Cette malade possède un esprit élevé, une haute intelligence, et le sentiment de famille existe chez elle très développé. Dès les premiers jours elle éprouva un sentiment inexprimable d'anxiété à la région épigastrique. L'estomac lui semblait contracté ; sans avoir de dégoût pour les aliments, elle n'avait aucun désir d'en prendre, ne pouvait souvent les avaler, et cependant elle n'avait ni soif ni fièvre, bien qu'elle éprouvât souvent une multitude de petits frissonnements nerveux qui partaient, dit-elle, comme une étincelle électrique. Cet état s'accompagnait d'une agitation alternant avec des spasmes, ou bien avec un sentiment de somnolence pénible. Néanmoins le sommeil manquait presque complétement, et chaque matin la malade se levait courbaturée, accablée ; ce n'était que peu à peu dans la journée qu'elle parvenait à se remettre de manière à se résoudre à prendre quelque part dans ses affaires domestiques. Cet état s'aggrava considérablement après quelques alternatives. Un habile médecin lui donnait des soins et des consolations : c'était M. Alexandre Lebreton, célèbre accoucheur de Paris. Il y a deux ans, madame L..... en était à ce point qu'elle ne pouvait prendre qu'une très petite quantité d'une nourriture exceptionnelle, consistant en quelques morceaux d'échaudé ; nulle autre chose ne lui pouvait passer. Le sentiment d'inquiétude et d'oppression borné à l'estomac s'était étendu à tous les organes ; il existait un accablement général et un découragement moral tel qu'il allait jusqu'à l'anéantissement des affections de famille, qui étaient si prononcées chez cette malade. Madame L.... ne pouvait pas faire cinquante pas à pied. Elle avait maigri sensiblement ; les menstrues avaient diminué, et une langueur déplorable s'était emparée de tout l'organisme. Cependant la langue n'indiquait qu'un trouble nerveux, quoique profond ; elle était blanche, épanouie, la salivation se faisait mal, il n'y avait nulle soif, et au contraire une espèce de répugnance pour les boissons ; le ventre se tympanisait parfois ; souvent le matin il existait des nausées, et de rares vomissements d'un peu de matière incolore et filante ; il y avait plutôt oppression, embarras, que vraie douleur dans la région de l'estomac et de l'abdomen ; de même la constipation la plus opiniâtre n'avait jamais pu être surmontée par quoi que ce soit. On avait pendant quatre ans cherché à combattre ce pitoyable état par une foule de moyens divers : les révulsifs, les antispasmodiques, les adoucissants parmi lesquels le lait d'ânesse, l'exercice en voiture, l'air de la campagne, rien n'y avait fait. M. Lebreton conseillait vainement les bains de Bagnoles, la malade n'avait plus la force de prendre une résolution. Dans ces circonstances, le frère de madame L....., homme de cœur et de caractère, fit amener une chaise de poste, jeta sa sœur dedans, et la conduisit presque sans sa participation aux eaux de Bagnoles en 1840. Madame L..... y séjourna six semaines pleines et entières. Elle prit exactement un bain tous les jours et trois à quatre verres d'eau minérale en six ou huit doses entre les repas. Aux repas elle en usait encore. Les premiers quinze jours se passèrent sans amélioration. Une nuit la malade fut purgée brusquement. Elle avait éprouvé jusque alors et depuis son séjour des bouffées de chaleur sèche insupportable. A partir de la purgation cet effet cessa et le mieux ne se fit plus attendre; la constipation ne revint pas; l'appétit s'ouvrit; en quelques jours madame L..... fut très étonnée de pouvoir manger de la viande et presque de tout, comme de se sentir infiniment dégagée de cette oppression générale qui tenait enchaînées toutes les fonctions de la vie organique et de relation.

»Mme L.... en profita pour se livrer à quelque exercice. Son esprit et son cœur se réveillèrent pour la première fois depuis quatre ans; elle se vit heureuse d'avoir ses enfants à ses côtés; une vie nouvelle semblait commencer pour elle. Mme L.... quitta Bagnoles dans ce nouvel état. L'hiver suivant se passa avec quelque peine, et définitivement, quand la belle saison fut arrivée, il y eut une rechute caractérisée: l'estomac sembla se crisper de nouveau, refusa les aliments, et les idées commencèrent à s'assombrir. Cependant, sous ce dernier rapport, il n'y avait nulle comparaison avec l'état antérieur à l'usage des eaux. Ceci se passait en 1841. La récidive persistant avec de légères variations, elle parut à M. Lebreton commander une nouvelle saison des eaux de Bagnoles, et la malade y fut envoyée par lui. Cette fois-ci, l'usage des eaux fut accompagné d'une foule de petits malaises ordinaires aux premiers septenaires, tels que frissons erratiques, bouffées de chaleur sèche, picotements à la peau, insomnie, agitation, et sans produire sensiblement d'amélioration sur l'ensemble de la maladie autre qu'une augmentation d'appétit et de meilleures digestions. Mme L.... quitta l'établissement le 8 août, après cinq semaines de séjour; mais elle n'eut pas plus tôt atteint les barrières de Paris qu'elle rentra dans toute la plénitude de sa santé, et cela dans l'espace d'un mois, presque sans autre transition. L'estomac s'est complétement remis; toute oppression des fonctions s'est dissipée, et au moment où nous traçons ces lignes nous recevons l'assurance que ce rétablissement ne s'est pas encore démenti.

AFFECTION NERVEUSE. (*Amendement considérable.*)

M. V.... est âgé de soixante et quelques années. Il est petit, d'un tempérament qui tient un peu du *sanguin* et plus encore du *ner-*

veux, d'une bonne constitution. Toute sa vie a été fort occupée, tant sous le rapport des intérêts commerciaux auxquels il a été mêlé que sous celui des travaux scientifiques, auxquels il s'est adonné avec énergie et passion. Doué d'une profonde et vive sensibilité, s'il a éprouvé les heureux effets d'une vie intérieure parfaite, il a ressenti non moins péniblement deux genres de chagrins domestiques qui n'étaient dus qu'à des circonstances indépendantes de la raison humaine. Il y a quelques années M. V.... commença à ressentir, à Paris, qu'il habite la majeure partie de l'année, un sentiment de fatigue cérébrale qui lui faisait perdre une partie de l'aptitude qu'il avait au travail du cabinet; et cependant, ainsi que cela arrive souvent, le besoin de travailler se faisait sentir aussi vivement que de coutume. A ces premiers symptômes il s'en joignit bientôt d'autres : il se manifesta un *tintorin* qui déjà existait, à la vérité, mais d'une manière faible, et qui devint journalier et fort désagréable par instants; il se déclara un sentiment d'inquiétude nerveuse générale; bientôt de légers mouvements spasmodiques accompagnés de malaise et de fatigue qui allait jusqu'aux courbatures, pour peu que le malade voulût essayer un peu d'exercice. Les nuits se passaient en grande partie sans sommeil, et un besoin irrésistible et insupportable de penser et de travailler tourmentait continuellement l'imagination. Le peu de sommeil qui venait vers le matin n'était point réparateur; le malade se sentait accablé, et ce n'était que peu à peu et par effort qu'il parvenait à se remonter un peu pour prendre part aux affaires ordinaires de la vie. De tous ces symptômes nerveux, les tressaillements involontaires et convulsifs qui affectaient la marche de la vie de relation dans leur totalité étaient ce qui gênait et tourmentait le plus le malade. Poussés un peu plus loin, ils auraient pris le caractère d'une véritable *chorée très caractérisée*. A l'exception des fonctions digestives, qui depuis long-temps offraient de l'irrégularité et de la bizarrerie, le reste de l'organisme ne semblait pas troublé. A cet état on n'avait opposé que le repos et le séjour à la campagne. On pensait justement que, le point de départ étant dans une surexcitation cérébrale, ces moyens seuls amèneraient une amélioration. Il n'en fut rien cependant, et lorsqu'au mois de juillet 1842 ce malade vint à Bagnoles, son état s'aggravait plutôt qu'il ne s'améliorait, malgré le repos, et le séjour qu'à différentes reprises il avait fait à la campagne.

»M. V.... a séjourné environ quarante jours à Bagnoles. Chaque jour à peu près il a pris un bain de 40 à 45 minutes, variant entre 25 et 26 degrés Réaumur. Il a fait usage de l'eau thermale à l'intérieur à doses de deux verres en quatre fois ; mais aux repas on a été forcé d'en cesser l'usage. Son emploi semblait mal favoriser les digestions, ce qui est une exception formelle à l'universalité des cas. M. V... a éprouvé beaucoup d'effets physiologiques de l'eau de Bagnoles ; elle l'a agité ; parfois elle a augmenté tous les symptômes, surtout la privation du sommeil, les courbatures et les spasmes. Souvent elle a causé la nuit une espèce de fièvre avec sueurs, ce qui est encore une anomalie, car les chaleurs sont sèches chez les autres malades. Ces phénomènes ont duré jusqu'à la fin, bien qu'en s'affaiblissant. En partant, le malade semblait débarrassé de ses spasmes ; mais c'était la seule amélioration dont il convînt. Depuis, nous avons reçu de fréquentes nouvelles de son état, et aujourd'hui nous avons l'assurance que l'amélioration a toujours été croissant ; que non seulement les spasmes sont passés, mais que le sommeil est satisfaisant ; que toute inquiétude et excitation cérébrale s'est calmée ; en un mot, que M. V....., qui convient difficilement de son amélioration, se trouve incomparablement mieux, parfaitement soulagé et remis même par le séjour qu'il a fait à Bagnoles. »

Rhumatisme febrile. (*Guérison.*)

« Louis Poupin, du village des Lerges, commune de Champsécret, canton et arrondissement de Domfront (Orne), âgé de 26 ans, d'un tempérament lymphatique et nerveux, d'une bonne constitution, né de parents sains, d'une excellente santé habituelle, fut pris, dans le printemps de l'année 1839, d'un refroidissement des pieds qui gagnait successivement tout le corps, et cela tous les jours une heure après être entré dans la cave où cet homme travaillait à son état de tisserand. En quinze jours cette situation s'était empirée au point que tout le corps était le siége de douleurs aiguës qui allumèrent une fièvre vive.

» Le malade était littéralement *cloué* dans son lit. Ce ne fut pas tout : bientôt le mal, qui semblait borné au système musculaire, envahit les articulations, qui se gonflèrent, devinrent excessivement douloureuses, et le malade se trouva raide et *immobile* comme une barre de fer. Il n'avait ni repos, ni relâche, ni sommeil ; son état était véritablement pitoyable. Un médecin, M. le docteur Hervy, fut appelé. Frappé d'une aussi horrible situation, il résolut d'attaquer énergiquement ce rhumatisme si violent. Le malade fut saigné trois fois, mis à la diète et couvert de cataplasmes de la tête aux pieds pendant 15 jours sans la moindre rémission. On eut recours alors aux vomitifs à haute dose, aux purgatifs drastiques, sans plus d'amélioration. On prit le mal par les révulsifs : on appliqua 14 vésicatoires volants sans plus de succès, malgré qu'on les eût saupoudrés de sel de morphine. Cependant, après un mois de relâche, il se montra quelque rémission dans le rhumatisme articulaire, bien que les douleurs eussent peu perdu de leur vivacité; mais le gonflement avait disparu, et la fièvre avait perdu de sa violence, elle était devenue comme nerveuse. On transporta ce malade à l'hospice de Domfront; il y subit un traitement nouveau 1° par l'opium à hautes doses en lavements ; 2° par les bains de vapeur sulfureux. On n'obtint aucun résultat.

»Au 1er juin 1840, Poupin avait une fièvre qui ne le quittait pas et qui avait tous les caractères de cette fièvre lente nerveuse qui ressemble à certaines fièvres hectiques ; soif inextinguible ; appétit nul; insomnie ; douleurs *térébrantes*, rongeantes, dans tous les muscles du tronc et des membres, au point que non seulement il ne pouvait marcher, mais que, levé, il ne pouvait se *soutenir* et qu'il lui était impossible de tenir son bâton à la main. Admis gratuitement aux bains de Bagnoles, il lui fallut six heures pour faire deux lieues en voiture. Tel était l'état dans lequel ce malade, que nous connaissions, nous arriva le 2 juin de l'année 1840 dans l'établissement thermal de Bagnoles.

» Le malade fut soumis, lors de son entrée, au traitement suivant : Régime lacté. — Bains d'une heure chaque jour à 27° R. ; douches en arrosoir de dix minutes sur tout le corps à 40° R. ; eau thermale pour boisson, quatre litres par jour, vu l'excessive soif dont le malade était dévoré. Le premier mois, tous les symptômes avaient plutôt augmenté que diminué. — Le deuxième mois ils commencèrent faiblement à prendre une marche décroissante. La fièvre avait cessé le 55me jour et l'appétit revenait. Le troisième mois l'amélioration fit des progrès rapides. Le 85me jour les douleurs étaient complétement disparues ; le corps et les membres reprenaient leur souplesse. Les douches en arrosoir avaient été remplacées par des douches en un seul jet à 45° R. et les bains avaient été abaissés à 26° R. Le 90me jour, Poupin sortit de l'établissement parfaitement guéri. Il partit à pied gaîment son bâton à la main pour aller reprendre son ancien état, et, depuis ce temps, la solidité de cette guérison ne s'est pas démentie.

» M. le médecin inspecteur des eaux mentionne aussi dans son rapport, au nombre des cures les plus remarquables qu'il a observées celle d'une *tumeur blanche* avec plaies fistuleuses, obtenue en 1833 chez le nommé Blanchard, de la Chapelle-Moche (Orne), âgé de 19 ans et garçon de ferme, qu'on vit ensuite pendant quatre à cinq années remplir les fonctions de cireur dans l'établissement, parfaitement guéri, n'ayant qu'une ankylose au pied et marchant avec la même facilité que celui auquel il n'est arrivé aucun accident. Mais comme ce cas de guérison appartient à une époque antérieure à celle dont nous avons entrepris de rendre compte, nous omettrons d'entrer dans tous les détails du traitement suivi pour arriver à cet heureux résultat. Il en sera demême, pour abréger les développements de ce travail et ne pas faire de double emploi, de deux autres cas de guérison, l'un de paralysie chez une femme de 48 ans, et l'autre chez un homme d'à peu près 40 ans, tourmenté depuis au moins 10 ans d'un *prurigo formicans* invétéré, placé à la région scrotale et ayant résisté aux traitements les plus rationnels, bien que ces deux derniers cas soient récents et qu'à ce titre il doive d'ailleurs en être question plus loin, ce qui va avoir lieu dans le compte rendu qui suit.

De son côté, M. Perrinet, docteur en médecine de la faculté de Paris, chargé du service de santé dans l'établissement thermal comme médecin résident en 1842, s'exprime ainsi dans son rapport médical :

« Nous croyons accomplir un devoir de conscience et d'humanité en venant ajouter le fruit de nos observations pathologiques à tout ce qu'ont dit et écrit sur Bagnoles nos devanciers. Nous tenons à proclamer bien haut tout le bien qu'on peut retirer de l'usage tant interne qu'externe de ces eaux.

» Nous nous adresserons à nos confrères et au public pour leur affirmer que, pendant quatre mois de séjour en ce lieu, nous avons été témoin de guérisons vraiment merveilleuses, telles que celles de très anciens rhumatismes, de maladies de peau des plus rebelles, d'ulcères et blessures anciennes, d'hémiplégies, de paraplégies et paralysies de toutes espèces, de névroses gastro-intestinales, de viscéralgies, de gastrites chroniques opiniâtres, de certaines affections propres aux jeunes personnes d'une constitution imparfaite, de celles enfin auxquelles sont assujetties les femmes en général à diverses époques de leur existence, et principalement aux approches de l'âge critique, ce qui a fait dire à un savant et spirituel auteur (1) : *Toute femme de cinquante ans, s'il en existe, doit un voyage à Bagnoles.*

» C'est encore l'esprit vivement impressionné par les nombreux et immenses avantages qu'on trouve la source bienfaisante de

(1) M. le docteur Isid. Bourdon, membre de l'Académie royale de Médecine et de la Commission permanente des eaux minérales du royaume, auteur de divers ouvrages de médecine, et notamment du *Guide aux eaux minérales de France et de l'étranger*, dont la lecture est aussi instructive qu'amusante.

Bagnoles, et dans la salubrité de l'atmosphère qui l'environne, que nous nous sommes proposé par cet écrit de faire partager nos convictions aux esprits les plus récalcitrants et les moins disposés à croire à l'efficacité des eaux minérales en général, guidé que nous sommes encore par le désir de contribuer autant qu'il peut être en nous au succès de l'intéressant établissement de Bagnoles, qui, du reste, paraît être entré dans une voie de prospérité très marquée depuis deux ans par les soins du propriétaire actuel, qui le dirige avec autant de zèle que d'intelligence.

» Nous croyons d'ailleurs nous rendre utile en signalant hautement les guérisons surprenantes que nous avons vues s'y opérer sous la seule influence hydrothermale.

» En conséquence, nous placerons sous les yeux de nos lecteurs l'exposé succinct d'un certain nombre d'observations choisies parmi ce qui nous a paru le plus digne de remarque dans les différents genres de maladies que nous avons eu l'occasion de traiter par les eaux. Les faits que nous allons mentionner nous semblent d'autant plus concluants qu'ils ont été observés sur des sujets malades depuis long-temps, et ayant été soumis sans succès jusque là à diverses médications.

» 1er FAIT. — M. P...., auditeur au conseil d'état, âgé de 28 ans, d'une constitution frêle et délicate, fut pris en 1832 d'une diarrhée à laquelle on opposa des astringents, des opiacés, une alimentation légère, et enfin la diète lactée, qui le remit debout.

» Cependant, depuis cette époque jusqu'en 1841, l'estomac et les intestins éprouvèrent à différentes reprises des dérangements qui exigèrent alors chaque fois un régime sévère et un traitement actif. Il se trouvait assez bien, quand, vers le mois d'octobre de la même année, il fut repris d'une nouvelle diarrhée, qui s'accompagna de douleurs aiguës dans la région de l'estomac, de vomissements avec fièvre. Le malade fut obligé de garder le lit pendant huit jours. Les lavements opiacés, la décoction blanche de Sydenham, etc., apportèrent du soulagement, mais ne le guérirent pas. Il traîna une malheureuse existence jusqu'au 2 juillet 1842, époque où il arriva à Bagnoles, dans un état d'épuisement, de maigreur et de faiblesse extrêmes, le visage pâle et les traits altérés, une diarrhée continuelle, le ventre ballonné, peu ou pas de fièvre. Néanmoins ses repas se composaient de bouillon de poulet, de gelée de volaille, après avoir toujours été précédés de quelques gouttes de laudanum : une alimentation plus substantielle augmentait ses souffrances.

» A peine installé à Bagnoles, M. P..... se mit à l'usage de l'eau minérale pour boisson, et prit un bain par jour. Dès le troisième jour, le malade pouvait digérer le pain, en petite quantité à la vérité, les œufs, une côtelette. Quelque temps après, les selles devinrent plus rares et plus consistantes. Au bout de trois semaines, elles étaient solides; trois semaines plus tard il mangeait et digérait à merveille pain, viandes et légumes. Enfin M. P..... partit le 10 août dans un état de santé des plus satisfaisants, et qui, suivant ce que nous avons appris depuis, continue à se conserver aussi bon qu'il était possible de le prévoir et de le désirer.

»2e FAIT. — Mme la marquise de R...., d'un tempérament nerveux, d'une santé délicate, que des veilles et de fréquentes migraines ont contribué à miner de plus en plus, est arrivée à la trentaine mangeant peu et digérant mal, ce qui la rend pâle, maigre et débile.

»Les eaux, l'air et les promenades de Bagnoles, ont une telle puissance sur l'organisation de cette dame, qu'elle n'a pas plus tôt commencé à faire usage des eaux que l'appétit revient, l'estomac digère les aliments ordinaires, le teint s'anime, les forces générales reviennent; en un mot, au bout de quelques jours de l'emploi des eaux, Mme de R...... vit dans des conditions physiques infiniment meilleures que celles où elle se trouve quand elle arrive. Aussi son intention est-elle de venir passer un mois tous les ans près de la source réparatrice et bienfaisante de Bagnoles pour y puiser une nouvelle vie, y prendre de nouvelles forces.

»En nous arrêtant à ces deux exemples, pris parmi une foule d'autres, tels que MM. de N....., de Paris, et de B...., de Nantes, arrivés l'un et l'autre à Bagnoles dans l'état le plus déplorable quant aux fonctions digestives, et qui en sont repartis au bout d'un mois avec le rétablissement presque complet de leur santé, cela suffira, nous le pensons, pour faire concevoir à tout esprit judicieux et exempt de prévention la mesure exacte de l'influence des eaux de Bagnoles sur les organes de la digestion comme sur tout l'organisme en général. Ceux qui vont suivre corroboreront d'ailleurs cette assertion.

» 3e FAIT. — Mme M...., de La Ferrière-aux-Etangs, canton de Merray (Orne), âgée de 48 ans, mère de huit enfants, jouissant habituellement d'une bonne santé, fut prise tout à coup et sans cause connue, il y a deux ans, d'une inflammation de la moelle épinière qui parcourut toutes les périodes, et finit par jeter cette malheureuse mère de famille dans l'état le plus déplorable. Après deux années d'atroces souffrances, elle entra à l'établissement thermal le 13 juin 1842, le tronc affecté d'une immobilité complète et d'une raideur tétanique extrême ; le mouvement des articulations était borné, tous les muscles extenseurs des membres et du tronc étaient dans un état de contracture douloureuse, principalement du côté droit ; impossibilité d'être assise ni au lit ni dans un fauteuil ; une pression forte exercée sur certains points de la colonne vertébrale excitait un peu de douleur ; il y avait de l'engourdissement et des fourmillements dans les bras et dans les jambes ; le pouls fournissait de 80 à 90 pulsations.

» Depuis deux ans madame M.... gardait le lit, en proie à la fièvre et aux souffrances les plus aiguës. Elle ne pouvait faire le moindre mouvement, changer de position, qu'avec l'aide de deux personnes constamment occupées près d'elle, le jour comme la nuit, et ne pouvant satisfaire à ses besoins naturels sans le secours de ses gardes. Eh bien ! un mois de séjour à Bagnoles et un traitement suivi avec exactitude firent sortir cette malade du lit. Elle commença par pouvoir s'asseoir dans un fauteuil, d'abord pendant une heure, puis deux, enfin pendant des demi-journées et des jours entiers ; puis en dernier lieu, soutenue par deux personnes et plus tard avec le seul secours de béquilles, elle monta à la chapelle, distante de son logement d'environ cinquante pas. Nous apprîmes vers la fin de la saison qu'elle continuait à se bien trouver et pouvait parcourir par jour un espace d'un à deux kilomètres.

» 4e fait. — M. D....., près Ambrières (Mayenne), âgé de 42 ans, d'un tempérament nerveux, fut pris tout à coup, il y a deux ans, sans ressentir de douleurs dans la colonne vertébrale, d'une faiblesse dans les extrémités inférieures, qui, lui refusant tout service, ne purent supporter le poids du corps sans fléchir. Les autres organes conservèrent l'état normal, moins l'estomac, qui se dérangea ; le besoin de manger souvent et beaucoup se fit sentir ; une fièvre accompagnée de soif avec redoublements se déclara. Les médecins consultés, ne voyant qu'une très grande faiblesse dans les muscles des extrémités inférieures, essayèrent sans succès de la combattre avec des embrocations et liniments de toute espèce. Enfin l'un d'eux, portant ses investigations sur la colonne vertébrale, reconnut vers le milieu de l'épine dorsale un point douloureux à la pression, d'où lui vint la conviction que la faiblesse musculaire devait avoir pour point de départ une lésion quelconque de la moelle épinière, et par suite il appliqua deux cautères, qui ne guérirent pas le malade. Celui-ci se détermina alors à essayer l'usage des eaux de Bagnoles.

» Telle était la situation générale de cet homme en y arrivant : santé générale satisfaisante, appétit bon, digestions excellentes ;

n'ayant à se plaindre, disait-il, que de ses jambes, qui ne pouvaient le porter un quart de lieue sans le laisser en chemin ; il faiblissait au point de tomber, éprouvant alors un sentiment de fourmillement et d'engourdissement dans les extrémités inférieures qui l'avertissait de la perte du mouvement qui s'ensuivait aussitôt.

» Après trois semaines de l'usage des bains et des douches surtout, cet homme a quitté l'établissement avec un état de force et de santé qui pouvait lui permettre de parcourir dix à douze kilomètres de suite sans trop de fatigue.

» 5e FAIT. — Madame B....., de J..... (Mayenne), d'un tempérament lymphatico-sanguin, accoucha heureusement il y a quinze mois. Quelques jours après elle fut prise d'une attaque d'apoplexie à laquelle il fut opposé un traitement antiphlogistique énergique ; tout le côté gauche du corps fut affecté de paralysie. Le temps et les médications avaient ramené le mouvement d'une manière très incomplète. Elle arriva à Bagnoles le 7 juillet dernier. Après l'usage de quelques bains généraux et d'un plus grand nombre de douches sur la colonne vertébrale et les membres paralysés, elle en cessa l'usage le 19 du même mois, et s'en retourna chez elle avec beaucoup plus de force dans la jambe, au point de pouvoir faire deux lieues par jour sans s'en trouver gênée, bien que le traitement n'eût pas été assez prolongé.

» 6e FAIT. — Georges Cousin, de la Baroche-Goudouin (Mayenne), admis gratuitement et âgé de 17 ans, de constitution faible et scrofuleuse, fut affecté il y a environ deux ans d'un rhumatisme articulaire inflammatoire : un cordon d'engorgements ganglionnaires se manifesta à la partie interne des cuisses, à partir de l'aine jusqu'aux genoux. La fièvre fut violente et les douleurs devinrent atroces. Cette affection se borna aux membres inférieurs, dont les articles furent envahis les uns après les autres.

» L'inflammation devint chronique et se cantonna dans les articulations coxo-fémorales, qui étaient sans mouvement aucun, principalement du côté droit, l'articulation étant restée gonflée et sensible au toucher. Telle était la désolante position de ce jeune homme à son entrée dans l'établissement. Ne pouvant exercer de locomotion ou changer de place qu'appuyé sur deux béquilles, projetant en avant et tout à la fois ses deux jambes, le mouvement de toute cette partie du corps se passait alors dans les dernières vertèbres lombaires.

» Après avoir séjourné un mois à Bagnoles, le jeune Cousin s'en est allé avec beaucoup plus de liberté dans les articulations de la hanche, les genoux pouvant s'écarter l'un de l'autre à la distance d'un décimètre. Il a pu avant son départ laisser ses béquilles, marcher à l'aide d'un bâton seulement et même parfois sans bâton, en donnant à ses pas 364 millimètres d'étendue.

» 7ᵉ FAIT. — M. D....., de C..... (Sarthe), ancien militaire, âgé de 52 ans, d'un tempérament sanguin, sujet depuis plusieurs années à un rhumatisme qui, après avoir parcouru successivement toutes les articulations des membres, finit par occuper la région lombaire, et, une fois là, il passa alternativement de l'état aigu à l'état chronique, *et vice versa*, mais resta fidèle à son dernier poste.

» L'hiver de 1841 à 1842 vit augmenter les douleurs lombaires, de manière à retenir le malade au lit pendant six mois; ensuite les douleurs s'apaisèrent peu à peu et furent remplacées, toujours dans le même endroit, par de l'engourdissement et une lassitude habituelle, traversée souvent par de vifs élancements. Le malade n'était pas un instant sans se plaindre; lui qui naguère était doué d'une santé de fer, d'une force herculéenne, qui chassait et marchait plusieurs jours de suite sans se fatiguer, ne pouvait plus alors parcourir l'espace d'un demi-kilomètre sans s'arrêter, s'asseoir ou se coucher.

» M. D..... nous arriva dans une disposition d'esprit assez peu bienveillante pour la médecine, qui n'avait pas su, disait-il, depuis tant d'années, le délivrer d'un ennemi aussi cruel qu'opiniâtre.

» Après avoir reçu chaque jour des douches sur la partie affectée ou endolorée, le 17 juillet, trois semaines après son arrivée à Bagnoles, il voulut essayer ses forces et débuta en faisant dans le même jour et par une chaleur accablante une promenade à pied de 28 kilomètres; les jambes se trouvèrent lasses en arrivant, mais les lombes, qui auraient autrefois éprouvé le contre-coup de la fatigue, restèrent intactes.

» 8ᵉ FAIT. — La veuve Patrie, de la Baroche-Lucé (Orne), âgée de 46 ans, mère de sept enfants, d'une santé habituellement mauvaise, était tourmentée depuis deux ans d'un rhumatisme articulaire chronique; les jointures des mains, des pieds et des genoux, étaient gonflées et sensibles, surtout le soir; la malade semblait marcher sur des épines; elle ne pouvait fléchir les genoux; les doigts des mains étaient constamment dans l'extension, sans qu'il lui fût possible de les fermer; pas de fièvre du reste et appétit soutenu. Entrée le 4 juin à l'établissement, le 26 juillet, par suite de l'emploi des bains et douches, toutes les articulations avaient acquis plus de souplesse; la malade pouvait s'agenouiller. Le 1ᵉʳ août elle avait recouvré l'entier usage de ses membres.

» 9ᵉ FAIT. — Isidore Jarry, maréchal ferrant, âgé de 34 ans;

d'un tempérament nerveux et sanguin, pêcheur et braconnier, fut affecté il y a six mois de rhumatismes qui successivement se portèrent sur différentes parties du corps et se fixèrent à la région fessière droite, à l'articulation coxo-fémorale du même côté et à la partie moyenne antérieure de la jambe ; les douleurs étaient vives, lancinantes, sans tuméfaction ; insensibilité à la pression, pas de fièvre. Reçu encore gratuitement par le propriétaire à l'établissement le 27 juin, ce malade boitait très bas ; depuis long-temps il ne pouvait se livrer aux travaux de sa profession.

» Jarry, après avoir pris environ trente bains et une quarantaine de douches, a quitté Bagnoles à la fin d'avril, marchant droit, ne se ressentant plus de ses anciennes douleurs et donnant chaque jour des preuves de force et de vigueur dans les travaux de sa profession de maréchal, qu'il pouvait exercer dans les derniers temps de son séjour à Bagnoles. Sa santé est actuellement excellente.

» 10e FAIT. — M. le prince de B...., du château de R.... (Orne), tourmenté depuis quelque temps d'une sciatique nerveuse, s'en est complétement débarrassé dans l'espace d'une huitaine de jours par le seul usage d'un certain nombre de douches.

» 11e FAIT. — Mme L......, de M...... (Orne), jeune femme d'un tempérament nerveux, six mois après son dernier accouchement, qui datait de trois ans, éprouva une faiblesse musculaire de tout le côté droit, faiblesse qu'on attribua dans le temps à une suppression. La malade ne se plaignait ni de la colonne épinière ni de la tête. Loin de céder au régime antiphlogistique d'abord, et ensuite aux remèdes les plus actifs, malgré le rétablissement des menstrues, le mal allait continuellement en empirant : Mme L...... ne pouvait plus marcher qu'à l'aide d'un bras. Elle reçut 80 commotions électriques qui n'amenèrent qu'un mieux momentané. Quelque temps après, la malade partit pour Bourbonne, d'où elle revint un peu plus forte, mais non guérie. Enfin elle se décida, par les conseils de son médecin, à venir suivre un traitement à Bagnoles, où elle arriva le 25 juillet dernier dans l'état suivant : semi-paralysie de tout le côté droit ; impossibilité de marcher seule et d'écrire une ligne, les doigts de la main droite restant constamment dans la demi-flexion, par suite d'une contracture permanente des muscles fléchisseurs.

» Le traitement de Mme L...... se termina le 28 août, jour de son départ. Elle était beaucoup plus forte qu'à son arrivée ; les doigts avaient perdu leur raideur ; elle pouvait les étendre et les fléchir à volonté. Depuis quelque temps elle faisait sa correspondance elle-même ; sa marche était beaucoup plus assurée ; elle quittait assez souvent le bras qui lui servait d'appui. Enfin Mme L......, qui d'abord était dominée par la crainte et l'idée de devenir et rester tout à fait impotente, partait avec l'espoir d'obtenir une guérison parfaite en revenant l'année suivante.

» 12e FAIT. — Mme P...., de Saint-L. (Manche), jeune femme de constitution nerveuse, mit péniblement au monde, vers le commencement de l'année, un enfant bien portant. Depuis ce temps les régions lombaire et sacrée furent affectées d'une vive douleur au toucher et en même temps d'une grande faiblesse. Dans le courant de sa grossesse, le cerveau se congestionna à plusieurs reprises; des saignées nombreuses furent pratiquées et jetèrent la malade dans l'épuisement.

» Mme P.... se présenta à nous avec un teint très coloré, la tête penchée sur l'épaule droite, et le tronc suivant la même inclinaison du même côté. Il y avait évidemment débilité relative du côté gauche. Si la malade se redressait parfois, ce n'était que passagèrement : le tronc et la tête reprenaient aussitôt leur ancienne attitude. Cependant un mois de bains et de douches replaça ces deux dernières parties dans leur position normale. Les menstrues supprimées reparurent; la douleur des lombes se dissipa. Enfin Mme G.... nous quitta très satisfaite de son séjour à Bagnoles et vantant l'efficacité de ses eaux.

» Il n'est pas jusqu'à une bronchorée qui s'est trouvée singulièrement amendée ou même à peu près guérie dans le minime espace de dix jours par l'usage des eaux en bains et boisson.

» 13e FAIT. — M. S...., juge au tribunal de la Seine, d'un tempérament lymphatico-sanguin, vint visiter Bagnoles dans le courant du mois d'août 1842 à titre d'amateur, pour se distraire et par forme de passe-temps plutôt que comme malade, quoiqu'il soit affecté depuis vingt ans (il en avait alors quarante-cinq) d'une irritation sécrétoire bronchique ou hyperdiacrisée des plus abondantes, infirmité qu'il tenait de son père. Il jouissait d'une santé parfaite, était plein de vigueur, et quand il avait toussé pendant une heure le matin, et craché, suivant l'expression dont il se servait, « ses quinze ou vingt vaisseaux de ligne », il était au mieux. Eh bien ! ce qui surprit agréablement notre joyeux touriste et nous-même, ce fut la diminution très notable de l'expectoration habituelle pendant les dix jours qu'il passa avec nous. Il y a tout lieu de croire qu'un plus long séjour aurait sinon guéri radicalement, au moins singulièrement modifié la muqueuse bronchique, et eût ajouté un complet succès de plus au recueil de nos observations : car nous avons eu l'occasion d'apprendre que le bien-être obtenu continuait à être ressenti de plus en plus par cette personne.

» Les eaux de Bagnoles ne sont pas moins efficaces pour guérir ou soulager certaines affections cutanées. Les cas d'observation clinique suivants le témoignent assez.

» 14e FAIT. — Le jeune M......, d'..... (Orne), âgé de 17 ans, en proie dès sa plus tendre enfance à une maladie herpétique du genre *lichen* qui couvrait toute l'habitude du corps, depuis la tête et le visage jusqu'aux doigts des pieds, occasionnant une démangeaison qui le dévorait nuit et jour, et l'excitait à se déchirer jusqu'au sang.

» Ce fut après avoir épuisé tous les remèdes conseillés en pareil cas, et, en dernier lieu, après avoir usé des bains alcalins pendant trois mois sans résultats satisfaisants, qu'il vint réclamer nos soins et suivre un traitement dans l'établissement. Trois mois suffirent pour faire disparaître cet *herpès* rebelle et triompher d'une maladie hideuse aussi ancienne que le malheureux qui en était atteint.

» Un fait de cette nature doit être enregistré avec soin; il décèle dans les eaux de Bagnoles des propriétés et une puissance d'action sur le système cutané bien peu communes, propriétés qui, aussi bien constatées qu'elles le sont depuis plusieurs siècles, sont suffisantes pour assurer la réputation et la fortune d'un établissement thermal.

» Les autres observations qui suivent doivent encore ajouter, s'il est possible, à nos convictions sur les vertus essentiellement antiherpétiques des eaux de Bagnoles, convictions qui, du reste, nous semblent unanimement partagées par tous les médecins qui ont été à même d'en étudier l'action.

» 15e FAIT. — La femme Pothier, de Dangeul (Sarthe), âgée d'environ 30 ans, et mère de deux enfants, était affectée depuis quatre ou cinq ans, à la suite de ses dernières couches, d'une maladie de peau (*impetigo*) qui avait envahi le visage et plusieurs parties du corps. Après un mois de séjour à Bagnoles, elle a quitté ce lieu n'emportant que les traces des anciens désordres occasionnés par la maladie.

» 16e FAIT. — Un vieillard septuagénaire, M. D...., d'..... (Orne), portait depuis huit à dix mois une éruption vésiculeuse aux deux jambes, occupant presque toute l'étendue du mollet, et déterminant une démangeaison presque insupportable. Cette éruption avait revêtu un caractère de chronicité qui légitimait jusqu'à un certain point les craintes du malade sur son avenir. Diverses médications avaient été employées quand il se décida à venir à Bagnoles. Les trois premiers bains apportèrent une notable amélioration dans la partie affectée; dès le dixième bain, l'éruption avait disparu, et la santé générale avait en même temps beaucoup gagné. Après vingt-et-un bains, M. D.... s'en alla satisfait et tranquillisé sur sa situation.

» Cependant, le mal ayant voulu reparaître un peu dix jours après son retour chez lui, M. D..... n'hésita pas à revenir passer une nouvelle saison de bains de trois semaines, qui, cette fois et jusqu'ici, paraît devoir être suivie d'un succès durable, puisque, revoyant ce malade plusieurs mois après son retour, nous l'avons trouvé très bien.

» L'année dernière, les eaux de Bagnoles ont également guéri, sans autre régime que l'emploi d'une centaine de bains, un cas de *prurigo formicans* bien caractérisé et invétéré depuis environ dix ans chez un sujet d'un tempérament lymphatico-sanguin, et de l'âge d'environ 40 ans. On sait cependant que cette maladie est considérée comme souvent presque incurable par Biett et les autres sommités de la science médicale, surtout dans la région où elle se trouvait placée chez cet individu.

» Que pourrait-on objecter de raisonnable à l'énumération de ces faits? Ce serait nier l'évidence que de méconnaître dans le concours de ces diverses circonstances l'heureuse influence des eaux. Les prodigieux changements opérés pour l'ordinaire en si peu de temps chez les individus excluent toute idée qui pourrait tendre à attribuer ces résultats au hasard ou aux seuls efforts de la nature, sans aucune action modifiante de la part des eaux. D'ailleurs le mal datait en général de trop loin, et avait résisté trop long-temps aux médications les plus rationnelles, pour ne pas croire qu'elles ne soient dans les cas ci-dessus mentionnés les seuls agents modificateurs bien avérés.

» Nous avons vu une foule de malaises, d'incommodités, comme douleurs vagues, pesanteurs de tête, bourdonnements d'oreilles, céphalagies habituelles avec bouffées de chaleur fréquentes au visage chez les femmes approchant de l'âge critique, d'aménorrhées, de gastralgies, etc., céder merveilleusement à l'usage d'une vingtaine de bains et de douches, à un régime doux et aux promenades journalières.

» Ainsi A...., jeune homme fort et robuste, âgé de 20 ans, domicilié à Saint-G..... (Orne), était affecté depuis deux ans d'un mouvement vers la tête qui, sans lui faire perdre entièrement connaissance, l'étourdissait, et cela journellement, quelquefois même plusieurs fois le jour. Tous les quinze jours il tombait et perdait connaissance : ses membres se raidissaient, sa figure devenait violette. Il revenait au bout de dix minutes, mais il restait engourdi le reste du jour.

» Le médecin de la Grande-Trappe, M. le docteur Debreyne, avait entrepris sa guérison par tous les moyens thérapeutiques ordinaires usités en pareil cas, et, suivant toute apparence, la belladone, que ce praticien distingué préconise beaucoup dans ce genre de maladies, avait été administrée sans succès, à en juger du moins par ce qui nous a été dit par ce malade, à qui les pilules qu'il prenait lui portaient à la tête.

» Quoi qu'il en soit, ce jeune homme, après trois semaines de résidence à Bagnoles, où il prenait jusqu'à deux douches froides par jour sur la tête, s'en est allé très content : ses accès avaient diminué en durée et en intensité. Il est à regretter que ses affaires ou ses moyens ne lui aient pas permis de séjourner plus long-temps avec nous.

» Il n'est pas jusqu'à ces sortes de maladies non caractérisées qui se prolongent indéfiniment, et dont le siége passe alternativement de la tête au ventre, des entrailles à la poitrine, maladies qui font le tourment des malades et le désespoir des médecins; il n'est pas, disons-nous, jusqu'à quelques unes de ces maladies qui sont l'écueil de la médecine qui n'aient trouvé dans les eaux de Bagnoles un puissant moyen de guérison ou au moins de soulagement. A ce sujet, nous ne pouvons résister au plaisir de consigner ici un cas extraordinaire en ce genre.

» Mme L....., de La Ferté-Macé (Orne), se présenta à nous avec une sorte d'embonpoint remarquable et un visage semblant annoncer la santé; mais ces apparences étaient bien trompeuses. Cette dame était tourmentée nuit et jour par des souffrances qui duraient depuis plusieurs années; des douleurs vives et incessantes occupaient les membres, surtout les articulations, douleurs qui s'exaspéraient aux changements de température; joint à cela, l'abdomen était énormément dur et tendu par des vents rendus fréquemment par haut et par bas; le moindre mouvement causait une oppression extrême; des sueurs abondantes venaient l'accabler toutes les nuits; la peau était recouverte d'une ébullition qui disparaissait aussi facilement qu'elle revenait; les digestions se faisaient toutefois assez facilement, et il y avait absence de fièvre : tel était l'état ordinaire de Mme L....., qui avait épuisé toutes les ressources de la médecine et de la pharmacie.

» Vingt jours de traitement furent suivis d'une plus grande souplessé dans les articulations; la marche pouvait s'exécuter sans douleur; plus d'oppression; le ventre avait diminué de volume; l'apparence d'embonpoint avait diminué et ne se ressemblait plus.

» Mme L..... revint une seconde fois pour suivre un nouveau traitement, à quinze jours d'intervalle du premier. Ce n'était plus la même personne; il ne restait rien de l'ancienne obésité morbide que vers la région abdominale, qui était encore légèrement tympanisée. Cette malade avouait que depuis bien long-temps elle ne s'était sentie aussi ingambe et dans une situation de corps et d'esprit aussi satisfaisante.

» Nous avons vu deux goutteux, M. le marquis de N..... et M. F...., également se bien trouver l'un et l'autre des eaux de Bagnoles.

» Ces Messieurs étaient arrivés avec des membres engourdis, les articulations faibles et endolories, suite des longs et violents accès de goutte qu'ils venaient de subir. Ils se sont accordés sur le bien-être qu'ils éprouvaient pendant le temps qu'ils passaient dans le bain; l'immersion rendait en même temps à leurs jointures le ton et le ressort dont elles se trouvaient privées.

» En vantant les eaux de Bagnoles et les préconisant pour la guérison d'un certain nombre de maladies, nous ne voulons pas dire qu'elles sont infaillibles dans tous les cas. Ce que nous prétendons, c'est qu'elles ont souvent triomphé de l'opiniâtreté de certaines affections qui avaient résisté des années aux soins les mieux entendus; ce que nous prétendons encore, c'est que ces eaux par leur composition intime, leurs qualités douces et lénitives, ont presque toujours, sinon guéri, au moins procuré soulagement, sans nuire jamais, aux personnes délicates et nerveuses qui les ont employées. Il est assurément peu d'eaux minérales dont on puisse en dire autant.

» Leur action bienfaisante se fait constamment remarquer par un accroissement de tonicité, de forces et de vitalité, très sensible, surtout chez les convalescents, les vieillards, les enfants et les femmes; Mme L...., de B.... (Finistère), en est un exemple remarquable. Cette dame, âgée d'environ 45 ans, éprouvait depuis plusieurs années un affaiblissement général qu'accompagnait un asthme nerveux, qui ne lui permettait pas de faire dix pas sans se reposer. Après un mois de séjour à Bagnoles, cette dame pouvait entreprendre des promenades de plusieurs heures et de plusieurs kilomètres par une température des plus élevées, sans trop ressentir de fatigue.

» Nous ne pensons pas qu'on puisse être fondé à nous taxer de charlatanisme ou d'exagération, puisque nous citons des faits et qu'il nous serait facile de nommer les personnes, ce que par discrétion et convenance nous n'avons pu faire dans cet écrit. Nous croyons en outre qu'il n'est aucun médecin consciencieux qui, ayant un pareil moyen thérapeutique à sa disposition, n'en veuille essayer l'usage dans l'intérêt de ses malades et dans les circonstances où il convient de l'employer. Nous pensons encore que les faits ci-dessus établis, bien compris par tout le monde et spécialement médités et étudiés par nos confrères, procureront à l'établissement de Bagnoles de nouveaux et nombreux succès.

» Bien que nous n'ayons pas la prétention d'expliquer ce qu'il peut encore exister d'occulte et comme de mystérieux, quant à présent, dans les phénomènes qu'on observe à la source de Bagnoles, nous hasarderons cependant quelques mots sur l'opinion qu'il peut être permis d'avoir à l'égard du mode d'action de ces eaux envers certains métaux tels que le fer, le plomb, le cuivre et l'argent lui-même, qu'elles attaquent avec énergie, comme le pourrait faire l'eau seconde ou acide nitrique affaibli, quoique, à cela près de la présence d'une matière organique azotée qui s'y trouve en grande abondance, leur composition chimique soit assez simple quant aux principes fixes.

» Nous admettons volontiers avec M. Desnos, chimiste habile et observateur expérimenté, que l'action de l'eau de Bagnoles sur les métaux, qu'elle corrode et perfore très promptement à la manière des acides faibles, est vraisemblablement due à la présence de gaz particuliers, l'azote et l'oxigène s'y trouvant à l'état naissant sous la puissance de courants électriques, ou par quelque autre cause efficiente analogue. Quoi qu'il en soit de ces conjectures, il est à remarquer que sous l'influence de ces eaux on ressent une sorte de propension aux idées gaies, et pour ce qui est de leurs effets physiques et ostensibles, en outre de la souplesse et de la douceur qu'elles procurent à la peau, elles donnent au teint un ton de vie et de fraîcheur qui contribue à en maintenir la beauté et semble comme rajeunir en quelque sorte les personnes qui les emploient à la source.

» Outre l'eau thermale qui contient aussi du fer, Bagnoles possède encore d'autres sources ferrugineuses froides dont les eaux recèlent tous les éléments minéralisateurs qui caractérisent celles de ce genre et leur communiquent de remarquables propriétés. On les administre dans quelques circonstances isolément, d'autres fois concurremment avec les eaux thermales, de manière à ce qu'elles se prêtent un mutuel appui, avantage précieux dans un établissement comme Bagnoles, où l'on a souvent affaire à des maladies complexes.

» M. Desnos, en faisant établir à Bagnoles un appareil hydro-pneumatique analogue à celui usité aux Eaux-Bonnes pour la captation de l'eau, la mise en bouteille et le bouchage mécanique, sans aucune déperdition des gaz qui s'y trouvent, s'est encore procuré en même temps les moyens d'imiter artificiellement sur place les diverses espèces d'eaux minérales factices employées en médecine.

» En terminant cet opuscule, nous ajouterons que Bagnoles, auquel le propriétaire doit encore procurer quelques améliorations en faisant établir de nouvelles piscines avec des étuves pour bains de vapeur autour de la source, possède déjà, grâce aux restaurations exécutées sous son administration, tout ce qui est nécessaire à l'emploi des eaux en bains et douches soit externes, soit internes, telles que celles nouvellement disposées pour l'usage exclusif des femmes et dont la médecine obtiendra d'avantageux résultats dans le traitement de quelques affections organiques internes devenues si fréquentes chez les femmes, et à la guérison desquelles les eaux de Bagnoles sont particulièrement applicables en raison de leurs vertus à la fois douces, toniques et détersives.

» Nous laissons à d'autres le soin de décrire les beautés naturelles résultant des différents cataclysmes dont le sol accidenté et très trourmenté des environs de Bagnoles a subi les remarquables et curieux effets, pour nous borner à dire qu'on rencontre à l'établissement thermal tout ce qui peut rendre la vie douce et le séjour des eaux agréable : logements commodes, réunion distinguée, excursions charmantes dans les environs, à pied, à cheval ou en voiture ; pêche, chasse ; plaisirs d'intérieur variés et de bonne compagnieau salon. Du reste, ainsi qu'on l'a dit avec raison, on joue à Bagnoles pour se divertir, et non pour d'autres motifs.

» Pendant un séjour d'environ quatre mois en ce lieu, nous avons été en position de reconnaître que tous en général, riches comme pauvres, trouvent, avec un accès facile, le plus bienveillant accueil à l'établissement de Bagnoles, y reçoivent tous les soins convenables à leur position, et peuvent y prendre un genre de vie en rapport avec leurs goûts et leurs moyens.

» Comme lieu sanitaire enfin et à la fois résidence d'été des plus agréables, à proximité de la capitale et d'autres cités importantes de l'ouest de la France, placé en outre au sein d'une contrée privée de tout établissement du même genre, Bagnoles-les-Eaux, avec sa blanche et élégante chapelle, son site admirable, son magnifique parc, ses délicieuses promenades et la salubrité de l'air qu'on y respire, mérite d'être recommandé pour les vertus curatives de ses sources minérales chaudes si propices, comme on a dû le reconnaître par les faits ci-dessus rapportés, au rétablissement de la santé chez les convalescents ou à sa conservation chez les personnes délicates, ainsi qu'à la guérison d'un assez grand nombre de maladies rebelles aux moyens thérapeutiques ordinaires.

» L'ouverture des bains a lieu à la fin de mai, et la clôture à la fin de septembre ou dans le commencement d'octobre.

» Aux faits énoncés par MM. les médecins nous pouvons encore ajouter comme complément ceux non moins remarquables, ce nous semble, signalés aussi par nous l'année dernière. Ainsi, par exemple, le jeune M...., de D.... (Eure-et-Loir), âgé d'environ 11 ans, d'un tempérament lymphatique et affecté depuis deux années d'une claudication complète, par suite de luxation spontanée de l'articulation fémorale droite qui ne lui permettait nullement de marcher sans le secours de béquilles, malgré toute espèce de moyens thérapeutiques employés, sans aucun succès, a pu quitter l'établissement de Bagnoles, après un séjour de six semaines, en laissant ses béquilles, qu'il n'a plus prises depuis que par prudence, ainsi que le constate la lettre que madame sa mère nous fit l'honneur de nous adresser environ six mois après.

» A la même époque le jeune J....., d'une constitution éminemment rachitique et scrofuleuse, affecté d'engorgements glanduleux qui l'avaient amené à l'état de consomption, après un séjour d'environ six semaines aux eaux, s'en alla, emportant, en échange d'une mine blême et tout à fait maladive, un teint vermeil et rosé accusant, comme chez le jeune M...., dont il vient d'être parlé, un retour complet à la santé. Sa mère, âgée d'environ 40 ans, affectée d'une dartre squammeuse au visage par suite de métastase laiteuse, s'est également radicalement guérie par l'usage des eaux en bains et douches dans l'espace de huit jours au plus.

» Deux jeunes gens âgés d'environ 18 ans, l'un de Lassay et l'autre de Domfront, minés tous deux par une espèce de fièvre hectique qui depuis quelques mois les avait amenés à un complet état de dépérissement, ont aussi recouvré la santé et la force dans l'espace d'un mois passé à l'établissement.

» Quelques semaines plus tard, deux octogénaires, l'un prêtre à Versailles et l'autre desservant d'une petite paroisse près Domfront (Orne), faibles et débiles comme on l'est dans l'extrême vieillesse, après un mois de séjour aux eaux en 1841, ont retrouvé une vigueur et une agilité peu communes à cet âge, et cet état s'est encore maintenu jusqu'à présent.

» M. Br...., de Dom... (Orne), affecté d'un affaiblissement général à la suite d'une grave et très longue maladie, dont la convalescence ne semblait être que la continuation de cette maladie arrivée à l'état chronique, a également recouvré là, au bout de quelques jours, l'état normal, et une santé qui depuis ne s'est pas dérangée.

» M. R...., de M.... (Sarthe), et Mme B.. ., de Dom... (Orne), âgés d'environ 55 à 60 ans, l'un et l'autre de constitution forte et pléthorique, hémiplégiques depuis quelques semaines, ressentirent aussi de l'emploi des eaux les plus salutaires effets, et Mme B...., qui d'abord ne pouvait se remuer ni changer de place qu'à l'aide d'une petite locomotive destinée spécialement à cet usage, peut maintenant parcourir à pied, sans se reposer, 5 à 6 kilomètres.

» Campion, charpentier de marine à Saint-Servan, et le sieur M...., ouvrier maçon, atteints aussi l'un et l'autre de paralysie incomplète des extrémités inférieures, et devenus paraplégiques par suite de contusions sur les reins et de lésions à la moelle épinière, se sont aussi très bien guéris, en 1841, aux eaux de Bagnoles.

» La femme H....., de la Baroche-Gondoin (Mayenne), atteinte d'ankylose à l'un des genoux, avec rétraction très prononcée des muscles et tendons, d'où résultait un raccourcissement considérable du membre affecté, et par conséquent claudication, et locomotion impossible sans béquilles. Au bout de quelques semaines elle pouvait allonger le pied jusqu'à terre et s'appuyer dessus en marchant, en même temps que le volume anormal du genou avait diminué au moins de moitié. Il y avait tout espoir d'une guérison radicale pour l'année suivante; mais une attaque de variole confluente est venue depuis l'enlever à sa famille. Et MM. Poz..., de N... (Ille-et-Vilaine); Mass..., de Fl...(Orne), l'un et l'autre ankylosés aux genoux, ont aussi éprouvé une amélioration très sensible.

» Mlle L. Br...., de C.... (Calvados), affectée d'une laryngite chronique dont les Eaux-Bonnes n'avaient pu diminuer l'intensité, a recouvré la voix et la santé à Bagnoles.

» M. D..., desservant d'Herm..., près Chartres; Mme la vicomtesse d'...., M. A.., B..., de Paris; Mme C...., de Montmorency, et M. D....., son neveu, tous atteints de névroses variées généralement très intenses, ont aussi obtenu d'heureux résultats de l'emploi des eaux, malgré une température défavorable en 1841. Mme C...., surtout, qu'une gastralgie chronique tourmentait depuis longues années au point de ne pouvoir user d'aucun aliment solide pour sa nourriture, et à laquelle les eaux d'Enghein n'avaient apporté aucune modification heureuse, ainsi que son neveu, jeune homme de

25 ans environ, tourmenté aussi de spasmes nerveux insupportables, partirent avec un retour parfait à la santé, au point que cette dame peut maintenant digérer avec facilité tous les aliments ordinaires et même ceux considérés comme indigestes.

» Enfin une jeune fille de 18 ans, scrofuleuse au plus haut degré, parvenue depuis plus d'un an à un état de dépérissement tel qu'on devait craindre pour elle une fin prochaine, admise gratuitement à l'établissement, a pu, au bout d'un mois au plus, arriver à un état d'amélioration assez marqué pour pouvoir quitter chaque jour, pendant plusieurs heures, le lit de douleur où la retenait gisante, depuis si long-temps, le mal qui la minait.

» L'usage des eaux thermales de Bagnoles n'est donc pas autant à dédaigner que certaines personnes peu bienveillantes ont voulu le faire croire. Pour mieux le prouver, à l'appui des faits rapportés nous invoquons, s'il est besoin, le témoignage des savants praticiens qui les ont consciencieusement étudiées. Elles ont, à n'en pouvoir douter, quelle que soit d'ailleurs leur composition chimique, une action puissante et très marquée sur l'organisme humain. Il serait d'ailleurs difficile de soutenir avec quelque apparence de raison qu'un liquide qui, à l'instar d'une solution acide ou saline, attaque avec énergie, à la sortie de la source, plusieurs métaux, comme le plomb, le cuivre, le fer, et l'argent lui-même enfin, puisse rester inerte et sans une certaine action sur notre économie.

» Néanmoins, si elles sont salutaires dans les cas de maladies où leur efficacité a été bien constatée, et dans lesquelles les forces vitales se trouvent comme assoupies et engourdies, il faut reconnaître qu'elles pourraient être peu favorables dans celles où il peut exister encore trop de surexcitation, surtout chez les personnes d'un tempérament sanguin et pléthorique, prédisposées, par conséquent, aux hypertrophies et congestions. »

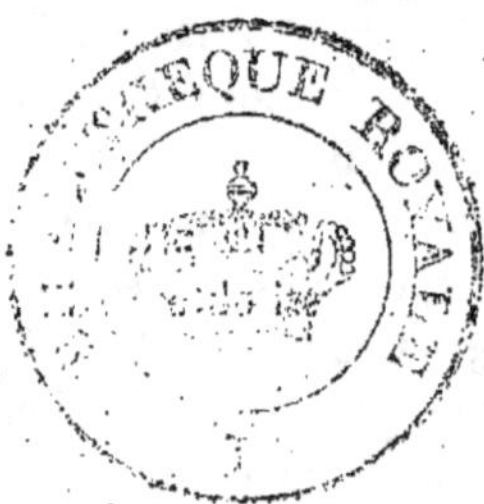

Imprimerie de Guiraudet et Jouaust, rue S.-Honoré, 315.

www.ingramcontent.com/pod-product-compliance
Lightning Source LLC
LaVergne TN
LVHW012016160826
845678LV00002B/874

* 9 7 8 2 3 2 9 6 5 7 6 3 9 *